あてて見るだけ！ 劇的！ 救急エコー塾

ABCDの評価から骨折、軟部組織まで、
ちょこっとあてるだけで役立つ手技のコツ

鈴木昭広／編

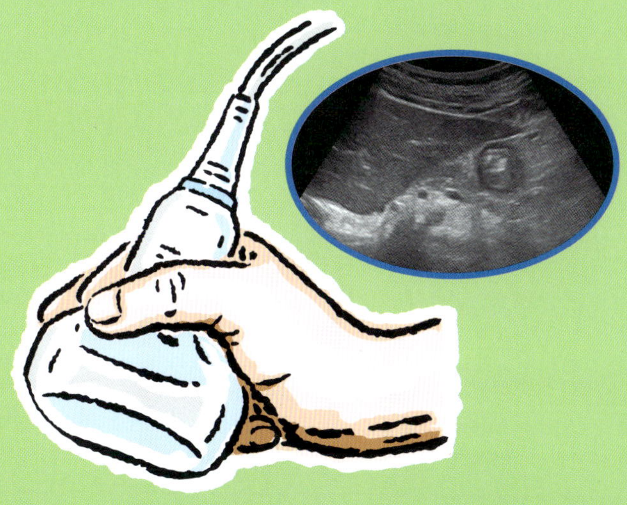

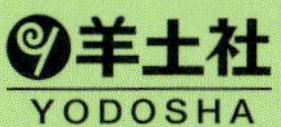

序

～患者と自分を守る究極の武器，エコーをマスターしよう！～

◆ 研修医時代の忘れられない思い出

20 年前，まだ麻酔科研修医時代の出来事．同僚の内科医師から肝硬変の患者の中心静脈確保の依頼がきた．昨日内科で留置を試みたが失敗に終わり，本日，上手な医師の手を借りて“仕切り直し”する旨，患者にインフォームド・コンセントされているらしい．麻酔科の上司が出張不在であることを告げるが，週末を控え，今日入れておきたいという．「なんでよりによってオーベンのいない日に…」と戸惑いつつも病棟に出向く．心の中でイメトレをし，患者に理想的な体位をとらせ，教科書通りに穿刺するのだがいっこうに血液の逆流はない．額にあふれる汗がいつしか清潔覆布に滴下していたことにも気づけないほど緊張し，焦るほどに上手くいかなくなる．患者も同一体位で苦しそうだが，それをなだめる声も次第に威圧的な印象になっている自分に気づく．見守る同僚の口元も，いつドクターストップをかけようか思いあぐねているようだ．「！！…入ったか…？」一瞬ゆるんだ表情は，シリンジをはずした直後に凍りついた．噴出する血液．同僚がぼそりとつぶやく．「それ…A（artery）だね…」

◆ エコーで広がる自分のスキル

エコーの出現は，明らかに自分の臨床を変えた．「これまでの苦労はいったい何だったのか？」と思うほどカテーテルの留置は容易となり，自分と患者が感じた「無駄で苦痛な時間」はもはや金輪際，存在しなくなると確信した．しかし，実際に周囲を見回すと，エコーを持ってくる手間を惜しみ，体表ランドマークを過信し，**20 年前の私と全く同じ過ちを繰り返す医師をいまだに見かける**．研修医ですら，「エコーを使って穿刺に成功しても，それは“手技が本当に上手になったとはいえない”」という意味不明な洗脳を受けているものがいる．これは昔気質な先輩医師の背中しか見ることができないことが大きな要因である．残念なことに，エコーなしで刺すのが当たり前の時代を過ごした上級医の考えを変えることは予想以上に難しい．柔軟な脳細胞を有している研修医には，先人と同じ過ちを繰り返させず，もっと他の事に時間を費やせる環境を提供したい．**エコーには，我々先輩医師が年単位で学んだことを，今の研修医にごく短期間で習得させるだけの力がある．**

さて，現在筆者は卒業当初は想像すらしていなかったドクターヘリ活動に従事する機会をいただいている．その活動の中では，限られた医療資機材で現場におもむき，いかに短時間で患者の情報を集め，評価し，対処するかの必要に迫られる．出張救急外来を担うドクヘリ活動において，場所をとらない携帯エコー機はフライトナースと並び，なくてはならないパートナーとして力になってくれる．病院の外来で定期受診患者を相手にするのとは異なり，現場にはエコーを依頼する検査技師はいないし，ゆっくりと時間をかけてフルスタディするゆとりもない．**全てを自分の手の中で完結させるためには，煩雑な計測は抜きにして，必要な画像を素早く描出し，得られた画像から「ヤバいかどうか」を反射的に判断する**スタイルをとることになる．

◆ エコーを究極の武器とするために

上に記した2つの経験をもとに，初期研修医向けの雑誌「レジデントノート」の2012年8月号特集と2012年10月号～2013年12月号の隔月連載を企画したところ，好評をいただいた．そこでこの度，特集と連載をベースに加筆を行い，1冊の書籍としてまとめることとなった．本書では大きくわけて3つのカテゴリーのエコーテクニックを収載している．まずは，**①医療従事者が避けて通れない穿刺手技に関わるエコー**．これには内頸・腋窩静脈からの中心静脈穿刺と大腿部からの動脈血採血，加えて腰椎穿刺を盛り込んだ．しかし，刺すだけで満足してはいけない．自分の行った手技の行く末を見守るために，内頸や腋窩静脈を穿刺した後，気胸という合併症を速やかに自分で確認するための肺エコーを盛り込んだ．

そして**②研修医が救急外来診療ですぐに実践できる強力なツールとしてのエコー**．最も基本かつ重要なのは“素早く”出血性ショックをスクリーニングするための“FAST”，出血以外のショックを判断するための“ざっくり心エコー”など，「見るだけ」で手軽に実施できるテクニック．この2つは非常にシンプルかつパワフルな基本エコー技術で，筆者が研修医にまず身につけてもらいたいと考えているものだ．ひとたび慣れ親しめば，自身の診断能力が格段に向上するだけではなく，以後のエコーの応用は大樹が枝葉を伸ばすように爆発的に拡張できる．この2つをマスターした後に超音波のバリエーションを増やす突破口として，救急外来でよく見かける腹痛時の胆石胆嚢炎や，急性虫垂炎，腎盂腎炎や尿路結石，静脈血栓など，研修医の希望が多く，エコーでスクリーニングを試みることで運良く所見を得ることも可能な疾患をとりあげ，またFAST，心臓，肺エコーのアドバンス編を収載した．

さらには**③上級医も知らないあたらしい超音波の使い方**として，気道，胃，骨折などのお手軽エコーテクニックと，特集・連載からおつきあいいただいた読者のための“おまけ”として新たに軟部組織エコーを追加した．

本書籍を通じて，きわめて基本的ではあるが，皆さんは頸部，気道，前胸部，肺，心臓，腹部，胃，胆嚢，虫垂，腎臓，鼠径，腰椎，骨，軟部組織を手軽に描出することができるようになる．気軽にエコーをあてて，たとえ結果が陰性であっても，正常所見を経験し続けることの意義は非常に大きい．まずは自分の経験のためにエコーを行い続けることで，皆さん自身に大きな財産が残ることになるだろう．そしてそれは最終的に患者さんへと還元されることになる．また，**エコーに慣れるにつれ，エコーの性能を最大限活用するためのノボロジーの知識が必須であることに気づく**ことだろう．今回はそのニーズに応えるべくノボロジーとアーチファクトの項目も追加してある．

本書が皆さんのエコー生活の入り口となり，今後の診療を飛躍させ，患者さんの役に立てていただくことになれば，執筆者一同，教育者冥利に尽きる最上の喜びである．

さあ，今日から積極的に「エコー，ちょこっと，あてておこう！」

2014年1月

執筆者を代表して
鈴木昭広

あてて見るだけ！劇的！救急エコー塾

ABCDの評価から骨折、軟部組織まで、ちょこっとあてるだけで役立つ手技のコツ

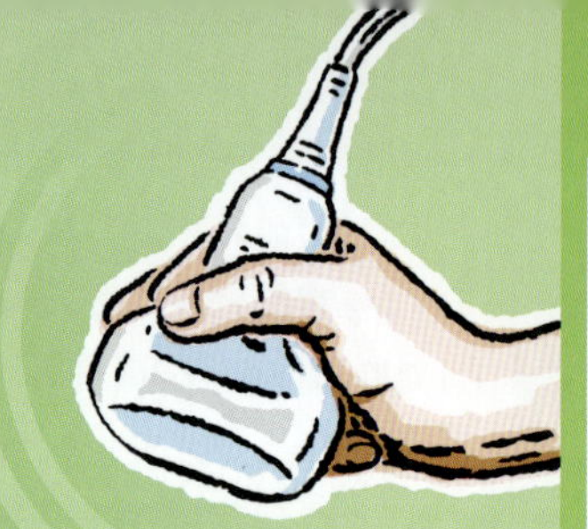

CONTENTS

Column

あてて見るだけ！劇的！救急エコー塾

ABCDの評価から骨折、軟部組織まで、
ちょこっとあてるだけで役立つ手技のコツ

初級編

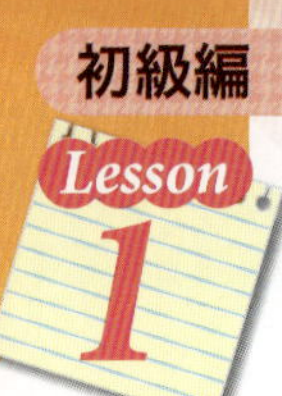

必ず守ろう！

画像描出時の基本ルール

鈴木昭広

① プローブの“マーカー”と画面上の“マーク”の関連に注意を払おう
② 超音波画像はCT画像と同じように描出するのが基本！
③ 基本ルールは画面左が患者の頭側，もしくは右側となる
④ 心エコーの描出には独自の国際ルールが存在する
⑤ 穿刺手技では実施者にとって最適な画像描出が最重要

はじめに

現在，医療はチームで対応することの重要性が指摘されている．超音波はモニター画面を介して患者の状態を共有でき，指導者側・研修者側の双方にとって大きな力となる．有効活用のためには皆が同じ考えのもとで画面を見る必要があり，そのためには共通のルールに基づく描出を心がけることが重要だ．各論を紹介する前に，頭に入れておくべき画像描出の基本をおさらいしておこう．

1 プローブのマーカーを見てみよう

プローブの多くは左右対称であるので，表裏を入れ替えると画面は左右反転して表示されてしまう．このため，プローブ本体には方位を示す突起部があり，**オリエンテーションマーカー**，あるいは**プローブマーカー**と呼ばれている．本書ではすべて**“マーカー”**という名前で統一することとする（図1A）．

2 画面上のマークを確認しよう

超音波画面には，○や□，あるいは製造メーカーのロゴなどで，プローブの向きと画面との関連性を示す**“マーク”**（図1B➤）が表示される．画面右に表示

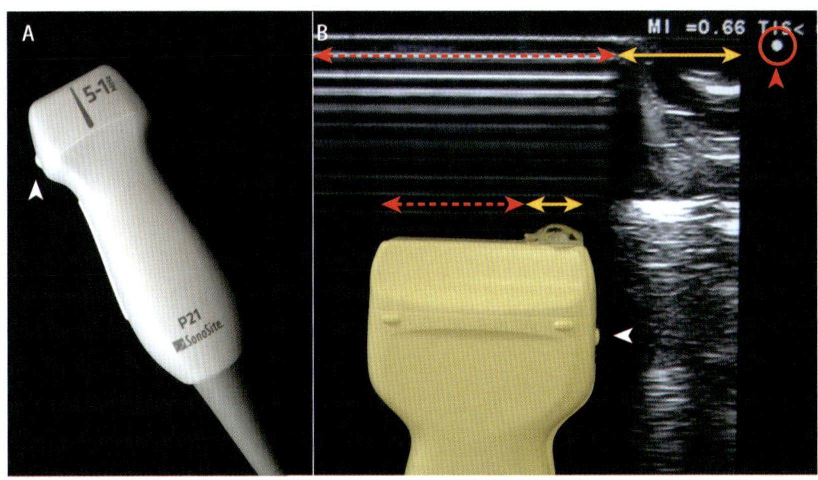

図1 マーカーとマークの関連を把握する

A）心臓などに使うセクタープローブ．写真の左側表面にある突起のような構造がプローブの方向を示すマーカー（▷）．180度ひっくり返せばマーカーの位置は右にくる．持ち方により画像の見え方が左右反転してしまうことが理解できるだろう．

B）中心静脈穿刺などに用いるリニアプローブ．マーカーは▷部．この機種ではマーク（➤）は画面右上に表示されるが，メーカーによっては左上に表示されるものもある．この画像はマーカーとマークの位置関係を調べるためにエコーゼリーを右端にだけつけた様子．↔で示す部分には画面でもゼリーの陰影が表示され，このプローブではマーカーと画面のマークが同じ方位を示すことがわかる．

されるものもあれば左側に表示されるものもあり，残念ながらメーカー間で統一はされていない．

3 マーカーとマークの関係を確認しよう

プローブのマーカーと画面上のマークがどういう関係にあるのかをまず把握しておこう．ここで，エコー使いには3つのパターンが存在する．

①実際の描出を始めて「あれ？あれ？」と左右がどちらか確認しはじめるタイプ

②エコーゼリーをたっぷりプローブにつけ，指で触って方向を確認するタイプ

③エコーゼリーをプローブの片側だけにつけてオリエンテーションを把握するタイプ

さて，周りで見ていて「カッコイイ」「デキる」と思われるのはどれだろうか？

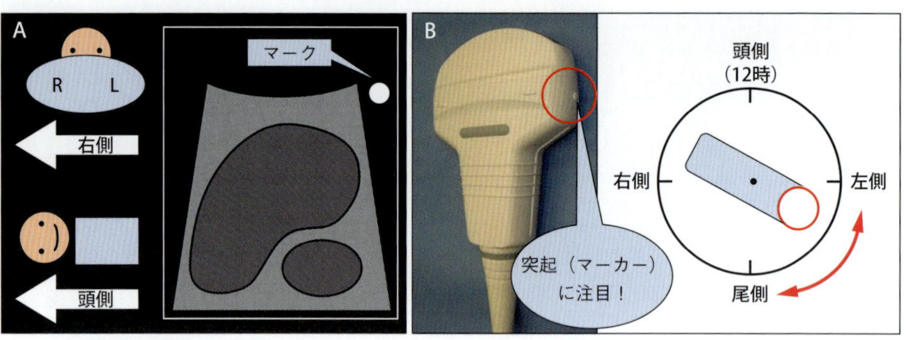

図2　画像描出の基本ルールとプローブマーク
エコー画面も基本はCTと同じ．そのためにはプローブマークと画面のマーカーの関係を確認し，向きを意識して使おう．図の設定ではマーカーが3〜6時に向くようにあてることで基本ルールに従った描出ができる．

答えは図1Bに示したとおり，③である．この確認法は手が汚れないのでオススメだ．よく，ゼリーをたっぷり塗った後に指で触って方位を確かめる人を見かけるが，べとべとした手でその後のプローブ操作を続けるのは素人っぽさ全開である．見た目に美しいかどうかも意識してみよう．

さて，日本超音波学会に確認したところ，厄介なことに**マーカーやマークに関しては超音波メーカー間で統一されたルールはないらしい**．自分の使う機械のセッティングがどうなっているかをよく確認しておこう．

4　プローブの向きと画面の見え方を確認しよう

では次にFASTなどで使用する腹部走査用のコンベックスプローブで描出の基本を解説する．**基本ルールはCT画像と同じように画像を描出することである．つまりモニター画面の左が患者の右側，または頭側となる**（図2A）．先ほどのリニアプローブ同様，マーカーとマークが一致し，画面右にマークが表示される機種であればマーカーが常に時計盤の3〜6時方向を向くようにあてることを心がける（図2B）．本書の図ではこの表示で統一するが，機種によっては画面左に○マークがくるものもあり，その場合マーカーは9〜12時に向けると覚えておこう）自施設のエコー機器のマーカーとマークの位置関係はよく確認しておこう．エコーメーカーによっては写真の突起とは形状の異なる独自のマーカーをつけているものもあるので注意されたい．

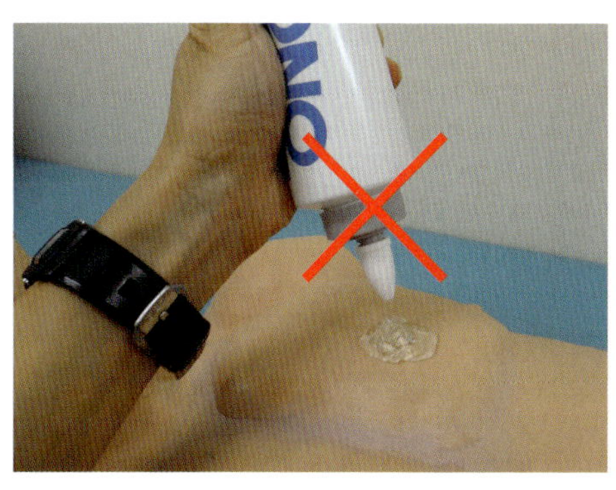

図3 エコーゼリーはプローブにつけよう
ゼリーは患者の体に直接たらさない！プローブに必要な分だけつけて使用する習慣をつけよう．

5 心エコーと穿刺手技はルールの例外！

さて，心エコーに関しては，上記とは異なる独自の国際ルールで運用されている（Lesson6参照）．またエコーガイド下の穿刺手技の際には針の進み方と画面を一致させるべく，施行者の視点から見て上下左右のオリエンテーションがつきやすい描出を最優先とするので，必ずしもルールに沿わなくてよい．

6 患者の体に直接ゼリーを塗るのはちょっと…

エコーゼリーはプローブ側に必要最小限つけて使用するものであり，患者の体に直接たらして使うべきではない，というのが私のポリシーである（図3）．**どこにプローブをあてるべきかがわかっていれば，ゼリーはプローブについている分で十分なはずである．**腹部エコーなど，描出範囲が広い場合，ゼリーをあらかじめ患者の体にたっぷり塗っておきたい気持ちは理解できなくもないが，それを受ける側は非常に不快である．研修中の方は，ぜひ仲間と互いにエコー描出を行って，どちらがより快適かを体感してほしい．

初級編

Lesson 2

すべての基本！ 入門に最適！ FASTを必ずマスターしよう

鈴木昭広

① エコーに慣れるにはまずFASTがオススメ！
② FASTは体腔内のエコーフリースペースを探して出血の有無を検索する
③ 心嚢，腹腔（肝腎境界，脾周囲，膀胱直腸窩），胸腔をチェックしよう
④ 救急外来では描出のための最適な体位を求めてもダメ．見える場所を探せ！
⑤ “FAST”だけに素早く！“SLOW”にならないように腕を磨こう！

はじめに

超音波検査は今や救急外来では手放せない必須ツール．focused assessment with sonography for trauma（FAST）[1]は，プローブをあてるだけで体腔内の液貯留を検出して出血の有無を判断するもので，超簡単に実施でき，エコーの基本を学ぶのに最適である．研修医の皆さんはまずFASTからマスターしてその後のエコーの世界を大きく広げよう！

症例 55歳の男性．手押し車式の芝刈り機を操作中に転倒し，ハンドル部分で腹部を強打．顔面蒼白となり一過性意識消失を認め救急要請．救急隊到着時，血圧50 mmHg台，冷汗あり．搬送中にバイタル，意識状態は改善してきた．圧痛は軽度だが腹腔内臓器損傷の疑いがある．

＊　＊　＊　＊　＊　＊　＊

こんな患者が来院したら気道，呼吸，循環チェックに引き続き，出血源の検索としてさっそくFASTに挑戦しよう！

1 FASTの実際

FASTは主に腹部外傷疑いの患者で行うため，仰臥位のままで実施する．**患者が描出に適した体位をとれるとは期待せず，自分がプローブを上手く操作して，**

よく見える場所を探そう．腹部走査用のコンベックスプローブを用い，描出条件(preset）はabdomenに設定して描出する．

FASTで調べる場所は心嚢，腹腔，胸腔だが，大きく次の4つのエリアで行う．① 心嚢，② 肝腎境界と右胸腔，③ 脾周囲と左胸腔，④ 膀胱直腸窩である（図1）．これらについては以下順に説明する．なお，プローブの基本ルール（Lesson1参照）に沿わないのは，**図1① c**の傍胸骨左縁像が心エコーの決まりに合わせてプローブマーカーを頭側に，また**図1③**ではプローブを肋骨に沿わせるためマーカーは2時方向での描出としているので注意されたい．

1）心嚢は心窩部（図1①a，b），無理なら傍胸骨左縁（図1①c）で観察する

まずは心嚢をチェックしてみよう．患者に苦痛を与えない程度に心窩部にプローブを長軸方向にしっかりと押しあて（図2A），ビームが胸骨裏面にある心臓の方に向かうように傾ける．目的は心臓ではなく心嚢液の貯留の観察なので画面の左半分に拍動する心臓が見えれば十分である（図3A：この像は心エコーの際には左右反転で描出するルールなので注意しよう）．動いている心筋の外側にエコーフリースペース（EFS）がないか探そう．よくわからなければプローブを短軸方向に，マーカーを3～4時方向に向けて四腔像が見えるか試してみよう（図

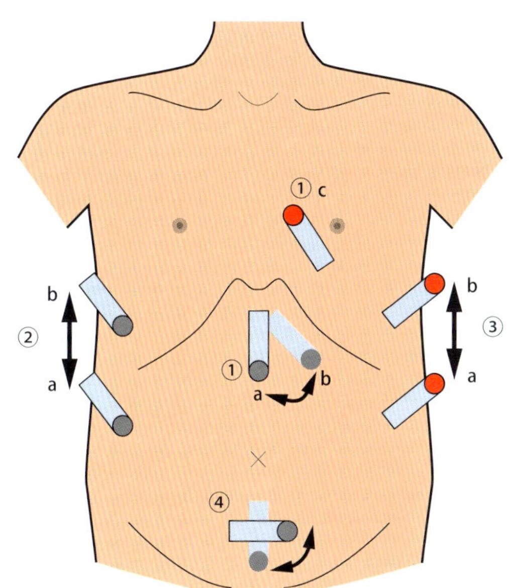

図1　FASTで調べる4つのエリア
① 心嚢，② 肝腎境界と右胸腔，③ 脾周囲と左胸腔，④ 膀胱直腸窩．●はマーカーを示す．●はプローブの基本ルールに沿わないもの．

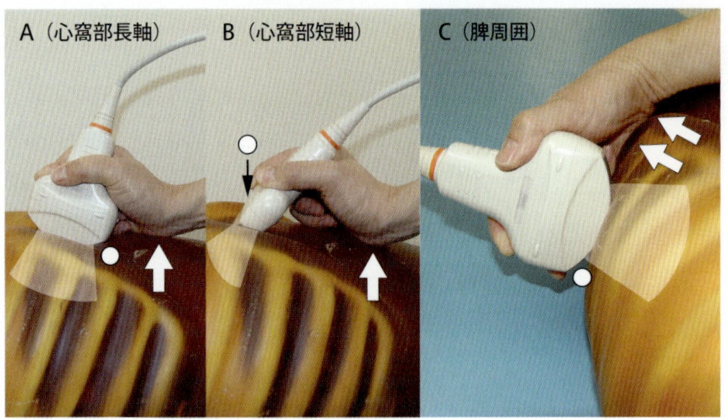

図2　プローブのあて方
⇨で自分の手掌を患者に接触させて固定し，プローブの位置ずれを防ぐ．○はマーカーの位置を示す．

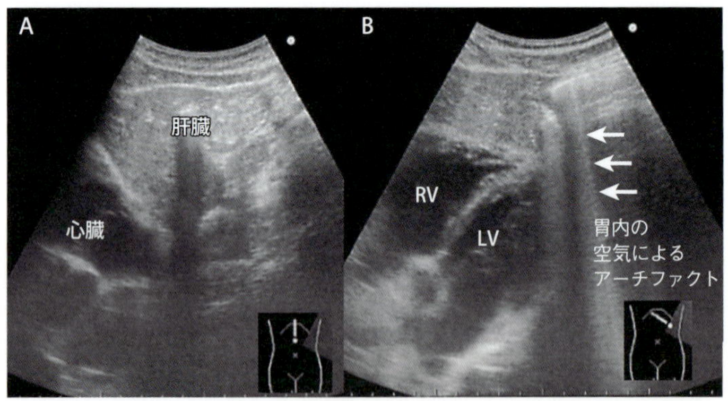

図3　心窩部からのエコー図
A）長軸像，B）短軸像．RV：右心室，LV：左心室．

3B）．プローブのあて方は図2Bを参照のこと．胃内に空気が貯留していると心窩部アプローチでの描出はときに困難なことも多いため，うまく描出できない場合は深追いせず，通常の心エコーに準じて傍胸骨左縁像での観察を試してみよう〔図1①c，Lesson6参照〕．

Point ▶ プローブの位置ずれを防ごう

モニター画面に注目しはじめると，プローブを操作する手元の注意がおろそかになる．いつの間にかプローブが潤滑ゼリーの上を滑って位置がずれて，理想的な画像が得られない．初心者が，モニターと手元を交互にキョロキョロ見ながら操作することがFASTを“SLOW”にしてしまう原因だ．自分の手掌の一部を患者の体にしっかり接触させて（図2⇨）プローブの位置ずれを防ぎ，安定した操作を心がけよう．

2）肝腎境界（Morrison窩）（図1②a）

次に肝腎境界となるMorrison窩を観察する．右側胸部，なるべく背面側から，肋骨の走行に平行かつ皮膚に垂直にプローブをあて，肝臓と腎臓が両方見える位置を探そう（図4）．

Point ▶ 覗き見るようにプローブを操作しよう

肋骨の影が入り込まないよいウインドウを見つけたら，中をくまなく覗き見るようにプローブを操作しよう（図4A）．1つの断面（2-D）だけで即断せず，臓器表面をなめるようにプローブを扇状に動かして頭のなかに3-D画像を構築するような描出を心がけると小さな異常も見つけやすく，理想的な像も得られる．

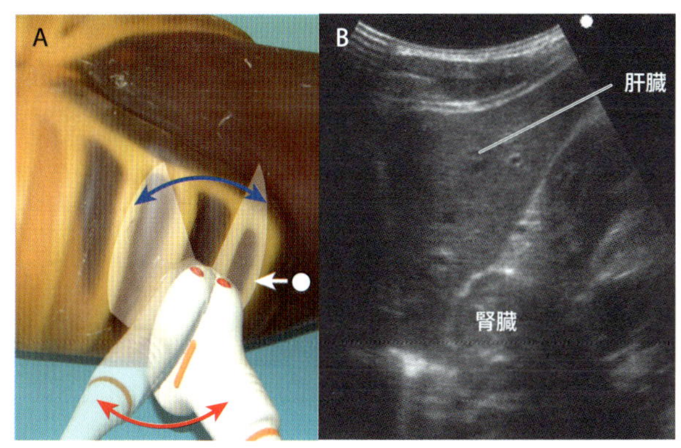

図4　Morrison窩の観察

A）中を覗き見るようにプローブを扇状に動かす．○はマーカーの位置を示す．
B）肝臓と腎臓が両方見える位置を探す．

Pitfall ▶肋骨を避けてプローブを操作しよう

肋骨をまたぐようにプローブがあたると，図5のように肋骨による音響陰影（acoustic shadow, →）が画面を占め，情報が半減するばかりかEFSを見逃しやすい．迅速，正確な診断のためにも肋骨をしっかり避けるプローブ操作を心がけよう．

3）右胸腔（図1②b）

Morrison窩に続き，右胸腔のEFSも観察する．プローブを肋骨と平行に頭側に移動させて胸腔を観察しよう．図6はちょうど横隔膜の高さにプローブが位置している様子で，画面左半分の肺と右半分の肝臓が呼吸性に交互に入れ替わる様子が観察できる．この横隔膜の描出も参考までに覚えておこう．

4）脾周囲（図1③a）

続いて，脾周囲を観察する．左側胸部で肋骨と平行にプローブをあてようとすると，マーカーは2時か8時に向くため，画像描出の基本ルールには従わなくなってしまうが，やむをえない（図2C）．

筆者は画面右側に脾臓が見えるようにマーカーは2時方向に向けている（図7：**頭側を常に12時と考える**．図7Aではマーカーが4時方向にあるように思う人もいるかもしれないが，勘違いしないように！）．こうするとMorrison窩の像とはミラーイメージとなり，液の貯留しやすい背面側は右側に描出される（図7B）．

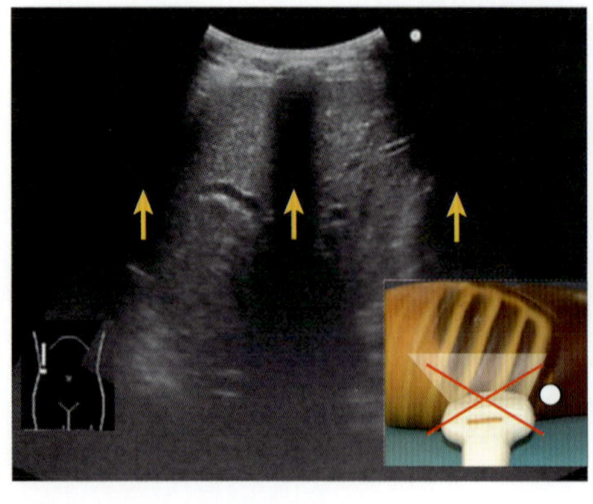

図5　肋骨による音響陰影
○はマーカーの位置を示す．

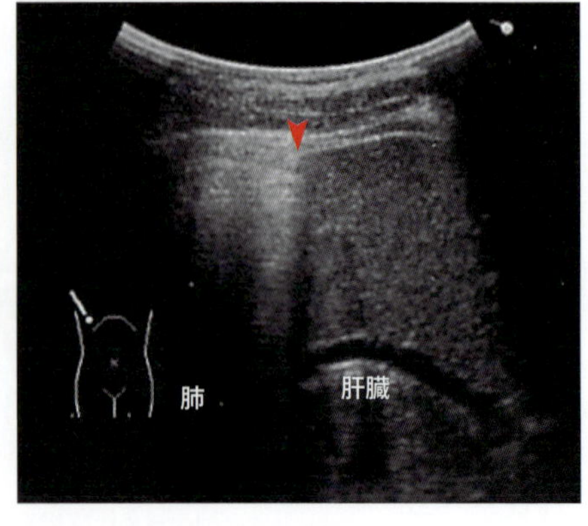

図6　右胸腔のエコー図
ちょうど横隔膜の高さ（➤）にプローブが位置している．

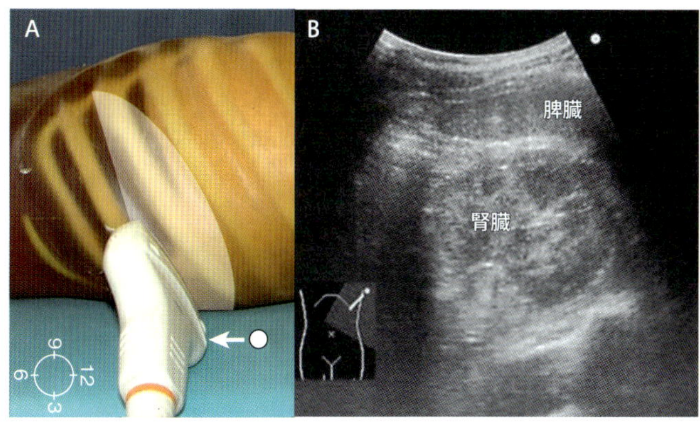

図7 脾周囲の観察
マーカーは2時方向に向けている（○はマーカーの位置を示す）．脾臓描出のためにはプローブがベッドに触れるくらいの高さであてる．

CT画像で見ると一目瞭然だが，脾臓はかなり背面に位置する．描出のためにはプローブがベッドに触れるくらいの高さであてること．描出時は患者の腕の位置を適宜調整しよう．

5）左胸腔（図1③b）

脾周囲観察後は左胸腔も忘れずに観察しよう．プローブを一肋間ずつ平行移動させるのもよい（図8A）．別稿の気胸検索（Lesson5）と異なり，FASTでは液貯留の判断が目的なのでできるだけ背側にあてることを忘れない．図8Bのように胸膜（➤）が呼吸性に地滑りのように動くことを観察できれば正常であり，EFSの有無は簡単に判断できる．ただし，皮下気腫を伴う外傷時はアーチファクトによりよい画像が得られにくくなるため複数カ所で確認する方がよい．

6）膀胱直腸窩（図1④）

膀胱直腸窩の観察では，プローブは恥骨上縁ぎりぎりにあてる．膀胱が見えなければビームを恥骨の裏側に入れるように傾けてみよう．膀胱内に尿が貯留している方が後方構造を観察しやすいので，できるだけ尿道カテーテル留置前の実施を心がけよう．必要に応じてプローブを縦横にあてるなどして3次元的に観察する（図9）．膀胱直下に接しているのは男性なら前立腺，女性では子宮となる．なお，“Douglas窩”は女性にのみ使える解剖学用語である．

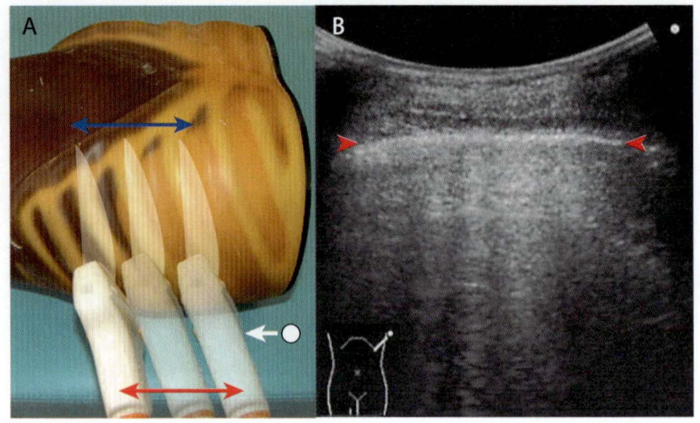

図8　左胸腔の観察
A）プローブは一肋間ずつ平行移動させる．○はマーカーの位置を示す．
B）胸膜（➤）が呼吸性に地滑りのように動けば正常である．

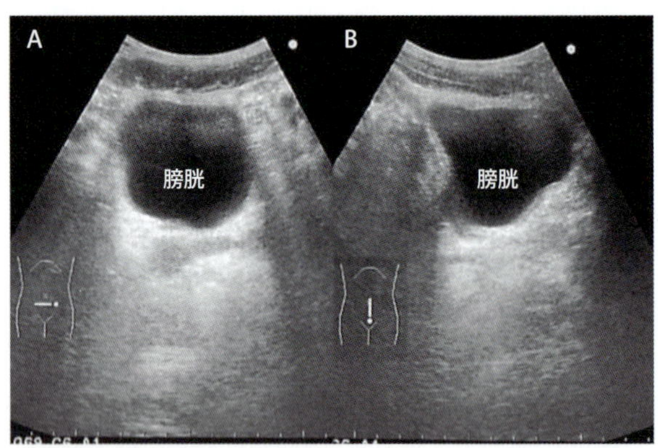

図9　膀胱直腸窩のエコー図
A）短軸像，B）長軸像．

2 FASTの異常像

では，FASTで観察される異常像を示す（図10）．ここまでの正常像が理解できていれば，おのおのの画像がどの描出で，EFSがどこにあるかが理解できることだろう．液のたまり方，量は人によりさまざまなので，毎回描出を試み，正常像に数多く慣れ親しむことが重要である．なお，貯留量を概算して出血量を推定する方法も各種考案されている．ただし計算がやや煩雑で，出血が持続しているときなどは意義が少ない．教育指導の参考程度に考えよう[2)]．

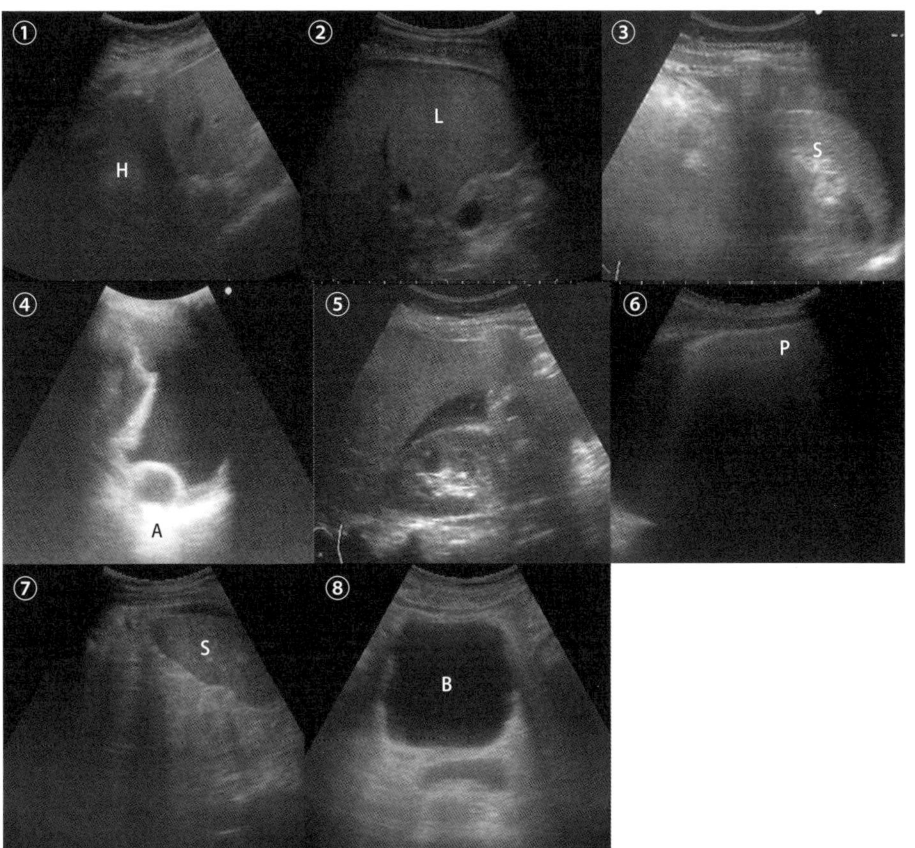

図10 FASTの異常像

【答え】 ① 心窩部長軸像．Hは心臓で周囲にEFSがあり，心嚢液貯留か心タンポナーデ．

② 肝周囲．Lは肝臓で表面に薄くEFSがある．

③ 脾周囲．Sが脾臓で，EFSに囲まれてプカプカ浮いているように見える．

④ 左胸腔．大量のEFSがある．Aは下行大動脈で，その10時方向から上方に伸びる柵状物は虚脱した肺である．これは血胸ではなく大量胸水の例．

⑤ Morrison窩．典型的だからわかりやすい．肝腎境界のEFS．

⑥ 右胸腔．高輝度のPが胸膜で，左方（背面）に向かうとEFSとの境界面を形成し，切り立ったガケのように見える．

⑦ 脾周囲．脾臓（S）の表面に薄くEFSがある．

⑧ 膀胱直腸窩短軸像．Bの膀胱の右下4～6時方向にEFSがあり，その下は前立腺．

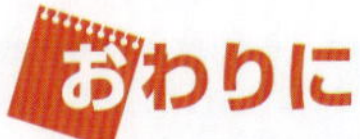

FASTは1回だけで終わらない．救急外来に来たばかりで慌ただしい頃に行われる初回の描出チャンスをたとえ逃しても，経時的変化をみるために何度でもくり返せる．「先ほどと大きく変化がないか，もう一度調べますね」という大義名分のもと，必ず1度は自分で実施するように心がけよう．そこで「さっきやったからもういいよ」なんて言う素っ気ない指導者は研修病院にはいないハズ．慣れないうちはCT撮像後，つまり「答え」がある状況での再検でもよい．とにかくプローブに触れて，描出に慣れることが最も重要だ．

文　献

1) Kimura, A. & Otsuka, T.：Emergency center ultrasonography in the evaluation of hemoperitoneum：a prospective study. J Trauma, 31：20-23, 1991

↑ FASTの礎を築いた日本人の論文．エコーの性能も画質も悪い黎明期にその重要性にいち早く気づいた先見の明に敬意を表します．

2) 「ビジュアル救急必須手技ポケットマニュアル改訂版」（箕輪良行，児玉貴光/編），pp.184-189，羊土社，2012

↑ 幅広い救急手技がコンパクトにまとめられている．

初級編

Lesson 3

内頸静脈からの中心静脈穿刺

ガクガクブルブルの体表ランドマーク法

稲垣泰好

① 中心静脈穿刺時の動脈誤穿刺はときに患者の死を招く！
② 体表に近い内頸静脈は「誤穿刺しても圧迫止血できる」という甘い考えは捨てよう
③ 体表解剖のみを頼りにエコーを使わない内頸静脈穿刺は時代遅れ
④ エコーは患者の命と自分の免許を守ってくれる最大の武器
⑤ エコーガイド下穿刺では内頸静脈の貫通に注意し，ガイドワイヤーで適正な留置を確認しよう

はじめに

中心静脈（CV：central vein）カテーテルの挿入は研修医が学ぶべき重要な手技だが，毎年のように死亡事故が報告されているのをご存じだろうか？ 内頸静脈（IJV：internal jugular vein）穿刺では伴走する総頸動脈（CCA：common carotid artery）の誤穿刺によって頸部に血腫をつくり気道狭窄を起こして致命的合併症となりうる．従来は体表から観察した解剖学的情報を頼りに穿刺するランドマーク法が主流であったが，本稿で紹介するエコーガイド下穿刺は動脈の誤穿刺リスクを激減させることが可能であり，ランドマーク法と比較して成功率が高く，合併症発症率が低いとされている[1]．また，米国の最新のガイドラインでは**IJV穿刺は可能な限りエコーガイド下で行う**ことが明示されている[2]．体表解剖もしっかり理解しつつ，穿刺が安全にできるようにトレーニングをしよう．

症例 45歳男性，急性膵炎で過去4回の入退院歴とCV穿刺の既往がある．朝から腹痛があり，改善しないために救急搬送された．血圧75/40 mmHg，脈拍120回/分とショックバイタル．CTで急性膵炎の診断となった．今後の集中治療に備え，CVを確保する必要がある．いつものように右IJVから穿刺を試みるが，いくら刺しても逆血がない．数回刺して逆流がきたと思った

ら拍動性の出血が！ これからDICを起こすかもしれない患者なのに，どうしてこんなことに…．

DIC：disseminated intravascular coagulation，播種性血管内凝固症候群

1 ガクガクブルブルな体表ランドマーク法

IJVは体表近くに存在し，ときに呼吸性の径変動も観察できるため，CV穿刺が最も容易な静脈と考えられている．だからといって**内頸静脈穿刺にエコーなん**

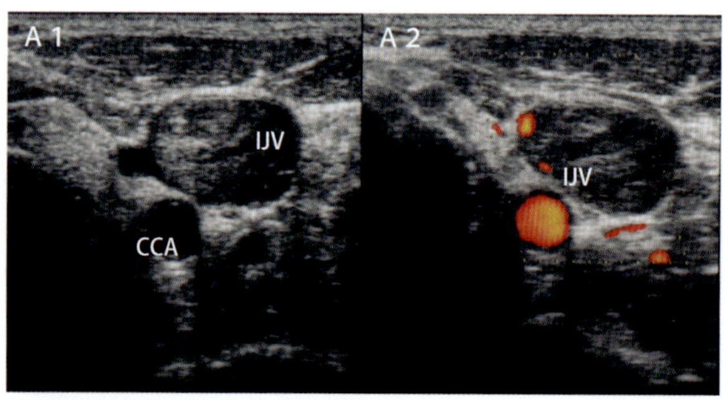

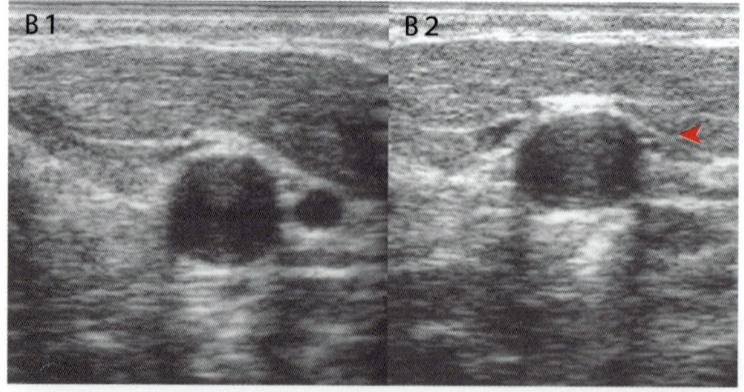

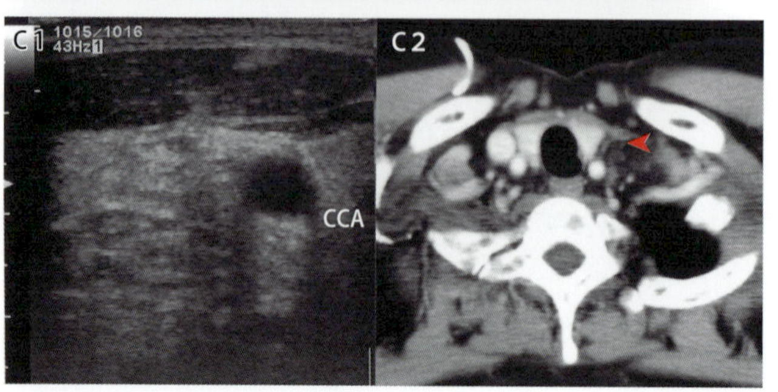

図1 エコーでしかわからない内頸静脈（IJV）の異常

A1）右IJVがほぼ完全に血栓閉塞している事例．
A2）パワードプラ併用時．
B1）右IJVが非常に細い事例．
B2）軽い圧迫で容易にIJVは虚脱している（➤）
C1）左IJVが全く存在しない事例．
C2）CTでも確認できない（➤）

て必要ない，というのは間違った認識だ．体表から位置を推定しても，外からは決してわからないような異常が隠れていることがあるのだ．図1は筆者の施設で穿刺前のエコーによる観察（プレスキャン）2,500例のなかから発見された異常である（本稿では実際の穿刺時にならい，患者の頭側から足もとを見るような描出像を示す．画像の右が患者の右側，画像の左が患者の左側である．CT画像は通常の表示）．

A1は右IJVがほぼ完全に血栓閉塞している事例である．A2でパワードプラを使ってみても，IJVにほとんど血流がないことがわかる．B1は右IJVが非常に細い事例で，径はたったの5mm程度である．しかも軽く圧迫するとB2➤のように容易に虚脱し，穿刺自体がきわめて困難と思われる．C1は左IJV穿刺時の画像であるが，IJVの存在自体をエコーで全く確認できなかった．後日撮影したCTでは，C2➤のように左IJVが全く存在しないことが確認された（CT画像は通常表示なので画面右が患者の左側）．このようにIJVには体表からは想像できないような異常を認める事例があり，ランドマーク法で動脈を触知してその外側を穿刺するという従来の方法では，絶対に穿刺できないことがある．血液の逆流を求めて針先を調整し，逆血が得られたときにはすでに動脈を穿刺してしまっている，というのが冒頭の症例だ．エコー装置が準備できる場合には最低限プレスキャンだけは行うように強く推奨する．私がエコーの使用を推奨する最大の理由がここにある．

2 プローブの選択と初期設定

IJVの穿刺にはリニアプローブを使用する（図2A）．リニア（linear）とは直線という意味である．リニアプローブは小さく平らなプローブで，浅い部位の観察に適している．エコーには高機能な大型なものから，ノートパソコンタイプのハンディーなものまでさまざまな機種があるが，IJVを穿刺する場合にはリニアプローブさえあればいかなるタイプでもよい．IJVは通常1～2cmの深さに存在するので，視野深度は3～5cmが推奨される．深すぎる視野深度では血管の十分な観察ができないので，首にプローブを当てて適切な深さに調整しよう．エコープローブには目印（マーカー）がある（図2A○）．使用前にマーカーの方向とエコー画面右側のマークの関連性を確認しよう（図2B➤）．図2のようにマーカーとマークが一致している場合はマーカーが自分の右を向くようにプローブを保持しよう．IJVの穿刺では患者の頭側に立ち，尾側に向けて穿刺するため，エコー装置は足側でなるべく患者のそばに配置する（図2C）．頭側から穿刺する際

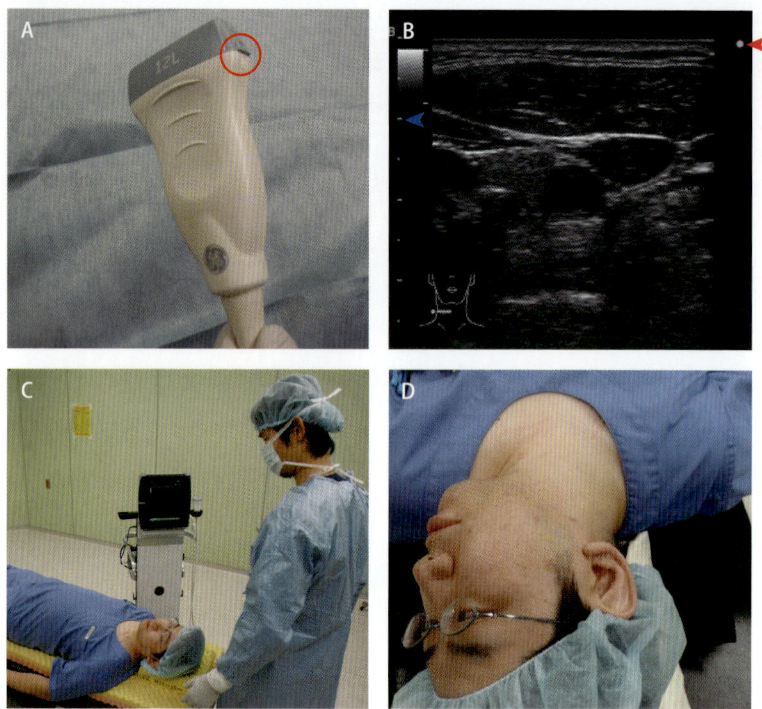

図2　IJV穿刺の準備と注意点

A）リニアプローブ．マーカー（○）の向きに注意を払おう．
B）エコー画面．画面右側のマーク（➤）がプローブのマーカーの方向と一致しているか確認する．➤は深さを表すスケール．
C）患者，検者とエコー装置の位置関係．患者の頭側から尾側に向けて穿刺する．
D）穿刺時の患者の首の向き．プローブをあてるスペースを確保する．
見やすいように被い布等は省略している．

にはこれで患者の左側が画面左側に，患者の右側は画面右側に表示され，オリエンテーションがつきやすくなる．

IJVは頭低位で拡張するので，足を高く頭を低い体位（Trendelenburg位）とすると穿刺が行いやすくなる．また，息こらえをしてもらうことでも静脈は拡張する．プローブをあてるスペースを確保するために，首は穿刺側の反対方向を向いてもらう（図2D）．

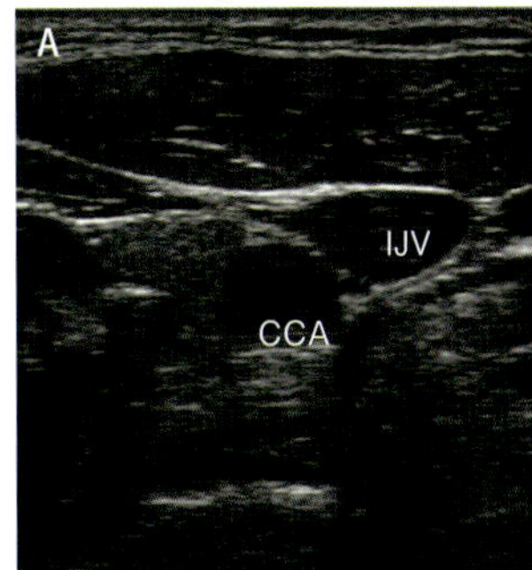

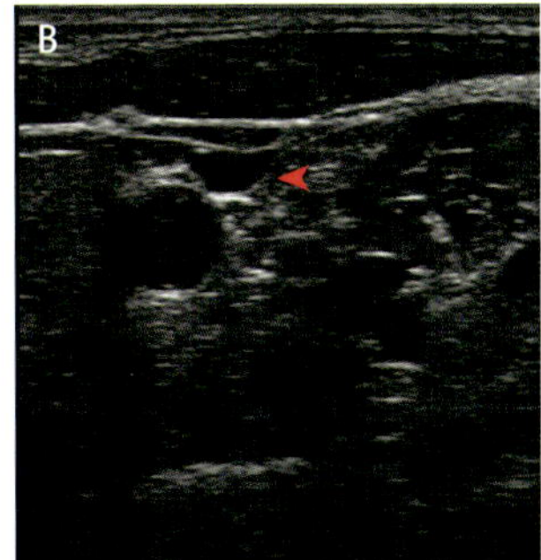

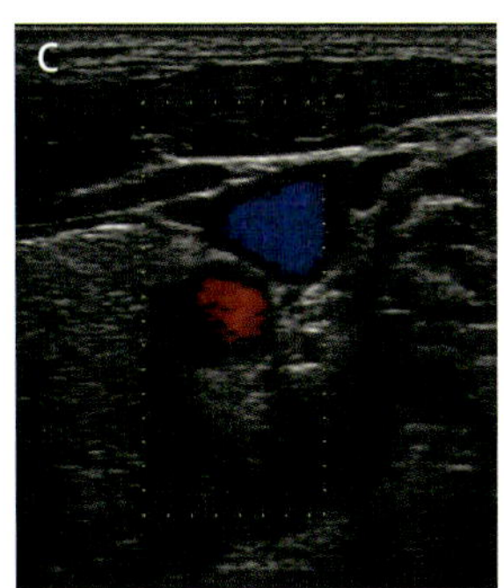

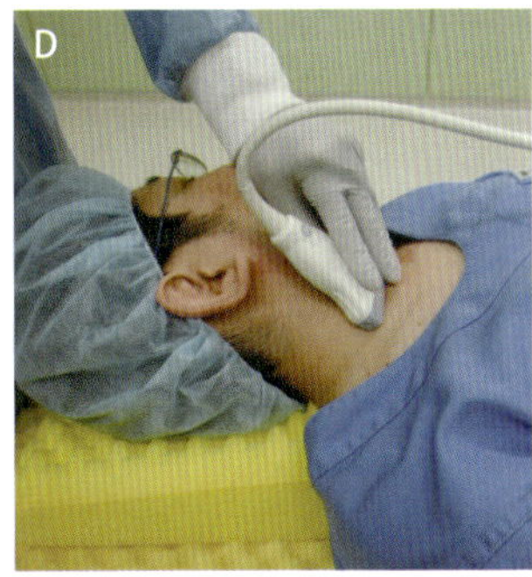

図3　動脈と静脈の見分け方
A）解剖学的な位置関係から把握する方法．
B）プローブで体表を軽く圧迫する方法．静脈は虚脱する（➤）．
C）カラードプラを使う方法．使用時は赤が動脈，青が静脈となるよう，プローブのあて方に注意．
D）カラードプラ時のプローブのあて方．尾側に向ける．
見やすいように被い布等は省略している．

3 プレスキャンをしてみよう

プレスキャンとは消毒前に頸部をエコーでざっと観察することである．

1）プレスキャンで確認すること

IJVに異常がないか，CCAと重なっている部位がないかといった確認をする．プレスキャンを省略して滅菌被い布をかけた後で異常に気づいたなんて，目もあてられない．閉塞や動脈との重なりがあるのなら穿刺部位を変更するといった対策も可能となる．また，プローブを縦にあてて，静脈の走行も確認してみよう．**図2B**の➤は深さを表す印である．各社表示方法が異なるが，ここでは太い線で1cmの深さを表している．**図2B**ではIJVは約1.5～2cmくらいまでの深さにあることが確認できる．針を深く刺しすぎないための目安にしよう．

2）エコーで動脈と静脈を見分ける

さて，エコーで動脈と静脈を見分ける簡単な方法を3つ紹介する．1つは解剖学的な位置関係で把握する方法．一般的には**図3A**のように静脈（IJV）は外側

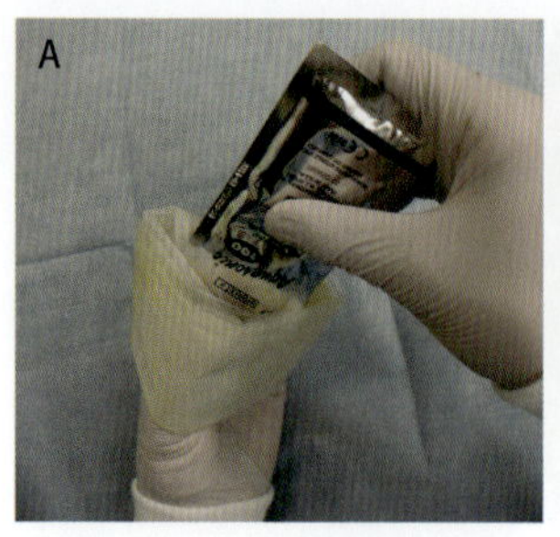

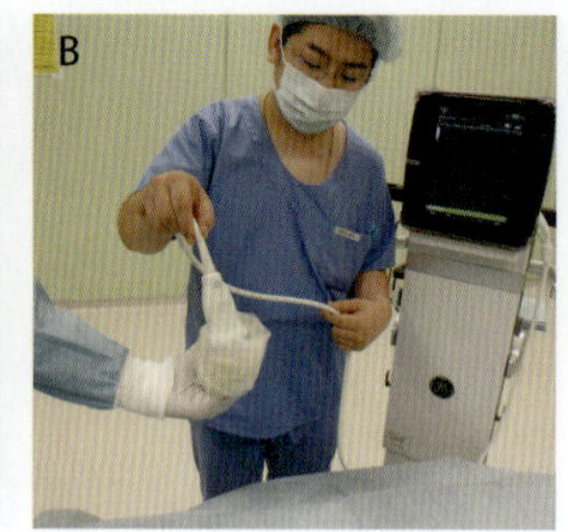

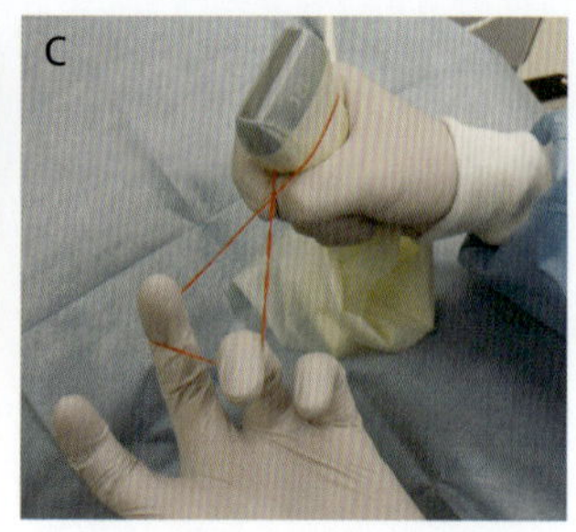

図4　プローブの準備
A）プローブカバーに少量のゼリーを入れる．
B）介助の人からプローブをもらう．
C）輪ゴムでプローブカバーを固定する．

で浅い場所に，動脈（CCA）は内側で深い場所にあることが多いが，ときに両者が重なりあう場合もある．2つめはプローブで体表を圧迫することで見分ける方法．図3Bの➤のように**軽い圧迫で変形して径が小さくなる（虚脱）のが静脈**，虚脱しないのが動脈である．3つめはカラードプラを使う方法．プローブを尾側に向けてドプラを使用したとき（図3D），図3Cのように動脈が赤，静脈が青で見える．カラードプラはプローブに向かってくる血流を赤，遠ざかる血流を青に表示するという性質がある．単純に**赤が動脈，青が静脈ではないことを覚えておこう**．必ずプローブを尾側に向けて色を判断すること．この3つのテクニックでほとんどすべての動脈と静脈の区別は可能である．

4　穿刺前の準備

プレスキャンを行ったら，エコーガイド下穿刺のための準備をしよう．消毒範囲は鎖骨の下まで十分に広くとること．理由はセルジンガー法でガイドワイヤーの確認をする際に頸部から鎖骨の方まで静脈を追ってプローブをあてる必要があるからである．被い布かけが終了したら滅菌プローブカバーに少量のゼリーを入れる（図4A）．次に介助の人からエコープローブをもらう（図4B）．最後に輪ゴムでプローブカバーをエコープローブに固定してプローブの準備は完了（図4C）．マーカーの向きを確認したのちに穿刺部位に再度プローブをあてて，IJVを短軸法で画面に描出する．IJVが画面中央に描出できたら，プローブで皮膚を垂直に圧迫してみよう．IJVが圧迫で虚脱すれば位置の確認は完了．皮膚が乾いているとエコー画面が見にくいので，皮膚の上にゼリーや消毒液をつけてみよう．

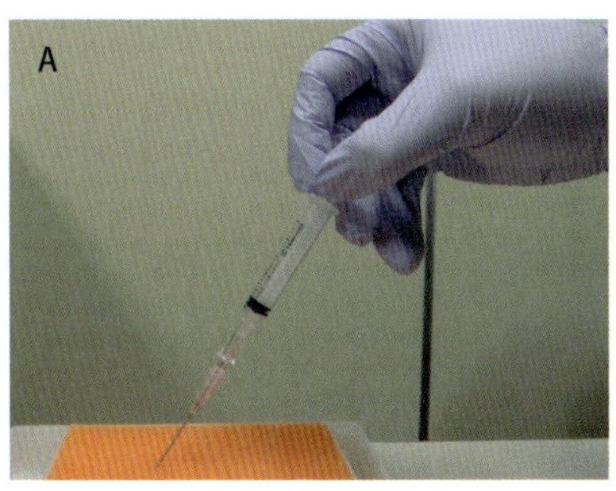

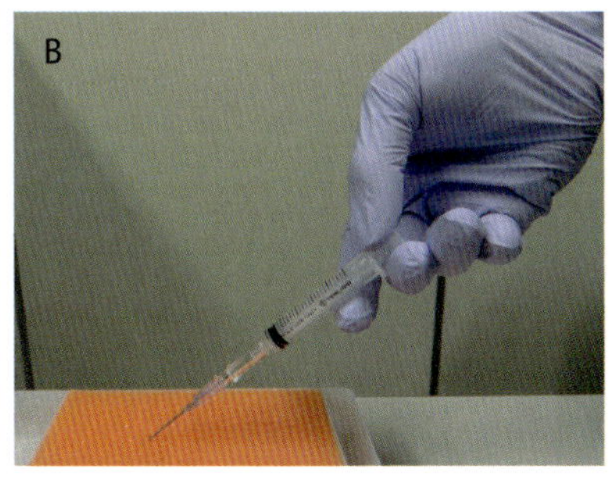

図5　穿刺時のシリンジの持ち方
A）上手持ち．皮膚に対する角度が大きく，エコーでの針先を描出しやすい．
B）下手持ち．皮膚に対する角度が小さく，静脈の貫通が少ない．

5 エコーガイド下で穿刺をしよう

エコーガイド下では試験穿刺は不要で最初から本穿刺でもよいが，患者が覚醒している場合ははじめに細めの針で局所麻酔を行う．なお，ここでは外筒付針でガイドワイヤーを使ったセルジンガー法で右IJVを短軸法で穿刺する場合を例にして紹介する．

1）穿刺の実際とコツ

まず，エコー画面の中心にターゲットとなるIJVを配置し，エコープローブの中央部直下を穿刺する．中央部は一番オリエンテーションがつきやすいためにこのような方法で穿刺する．**このとき，プローブカバーを突き破ってしまうと不潔操作になるので十分に注意しよう！** 穿刺針は陰圧をかけながら進めていく．注射器の持ち方は上手（うわて）持ちと下手（したて）持ちがある（図5）．穿刺の角度は皮膚に対して45～60°くらいとする．穿刺針を進めるときには，小さく穿刺針を動かして止めるというbobbing motion（キツツキが木をつつくようなイメージ）をする．太い穿刺針を持続的に進めようとすると静脈は虚脱してしまい，逆流が得られにくいのだが，bobbing motionをすることで静脈の貫通を防ぐことにつながる．また，針を進めるのに合わせて，エコープローブも少しずつ尾側に向かって傾けよう．常に針先をエコーで描出することで，誤穿刺や貫通といったトラブルを最小限にすることが可能となる．逆流があったところで針を皮膚に対して水平に近づけ，**ほんの少しだけ**進める．内筒を抜去したら深さが変わらないように注意して外筒にシリンジを接続し陰圧をかけて逆流があることを確認し，ガイドワイヤーを留置しよう．

2）穿刺の注意点

エコーガイド下では**注意していても気づかないうちに静脈を貫通してしまうことがある**．これは，エコープローブの圧迫で静脈が虚脱することが原因と考えられる．**逆流がないのに貫通してしまうことがよくある**ということを認識すべきである．深すぎる場合や貫通したと思った場合には内筒を抜去して陰圧をかけながら逆流があるところまで外筒を抜いてくる．逆流があるところにワイヤーを留置する．自発呼吸がある患者では，ワイヤー挿入時に大気に開放された外筒から空気がIJVに引き込まれ，空気塞栓を起こす危険がある．これは吸気時に胸腔内圧が陰圧になることが原因である．**外套針やカテーテルが大気に開放される場合は必ず患者に息止めを指示**し，すみやかな操作を心がける．

Point ▶ 上手持ちと下手持ち

シリンジの持ち方を2通り紹介した．筆者が知る限りではこの2つの持ち方が一般的であると思われる．上手持ちは皮膚に対する角度が大きい．エコーガイド下で穿刺する場合，針先の動きが小さく，描出が容易である．静脈に対して直角に近い角度で穿刺するため，気づかずに静脈を貫通することが起こりやすいので，注意が必要である．下手持ちは皮膚に対して角度が小さい．エコーガイド下で穿刺する場合には針先の動きが大きくなり，描出するためにプローブをより大きく動かす必要が出てくる．この2通り以外の方法であっても，陰圧をかけながら穿刺針を進めることができれば好きな方法で穿刺して構わない．

Pitfall ▶ エコーで常に針先を見ているわけじゃない！

静脈はエコープローブと穿刺針の圧迫で容易に変形する．図6Aでは高輝度に見える穿刺針（➤）と圧迫されたIJVの画像が見られる．**エコー画像は1つの断面を切っているに過ぎないため，実はこの画面で見える高輝度陰影は針の先端とは限らない**．場合によっては針先がすでに静脈を貫通し，見えている部分は針の根元近く，ということもありえるのだ．初心者は針先を描出することよりも，まずは針の深さに十分注意しよう．通常，IJVは体表から1～2cm程度の深さに位置する．穿刺針の刺入角度にもよるが，45°で穿刺したとしても針先が1.5～3cmの深さで逆流がない場合には，すでに貫通していることを考えるべきである．

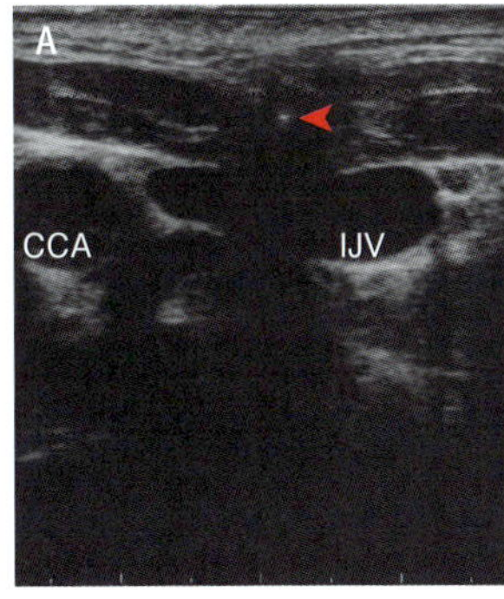

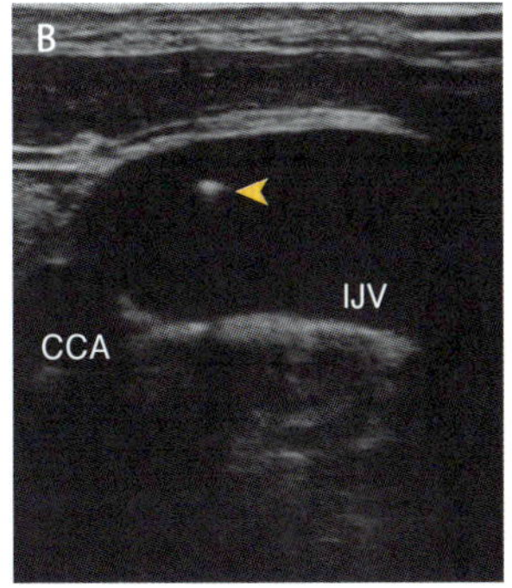

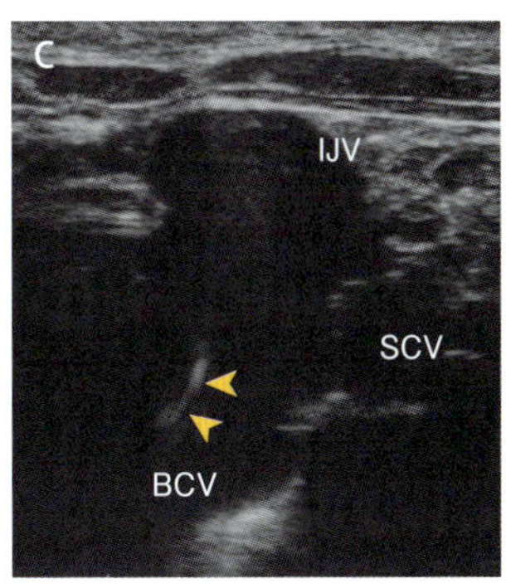

図6　針とワイヤーをエコーで見よう

A）穿刺針が高輝度陰影として見えている（➤）．IJVは圧迫されている．
B）IJV内にガイドワイヤーが認められる（➤）．
C）ガイドワイヤー（➤）がBCV方向に向かっているのがわかる．

6 ガイドワイヤーを確認しよう

カテーテルはIJVから上大静脈に向けて留置するものだが，ときに鎖骨下静脈（SCV：subclavian vein）に迷入してしまうことがある．X線撮影後にはじめて気づくのではなく，穿刺時にエコーで判断できれば無駄な刺し直しを防げる．ガイドワイヤーを留置した時点でワイヤーが確実にIJVから腕頭静脈（BCV：brachiocephalic vein）方向に向かっているかをエコーで確認しよう（一部メーカーの非常に細いガイドワイヤーではエコーで視認できないこともある）．

右IJV穿刺での実際を説明する．まず，図6Bの➤のようにIJV内に留置されたガイドワイヤーを確認する．ワイヤー像を確認しながらエコープローブを尾側にずらし，**図3D**のように鎖骨上に到達したら尾側に向けてスキャンすると図6Cのような画像が得られる．**図6C**ではガイドワイヤーが**画面下方向に向かっていくことが，確実にBCVに留置されていることを意味**する．もしもワイヤーが画面の右に向かっている場合はSCVへの迷入が強く疑われる．ガイドワイヤーがBCV方向に留置できたことを確認してから，ダイレーションとCVカテーテル留置を行おう．

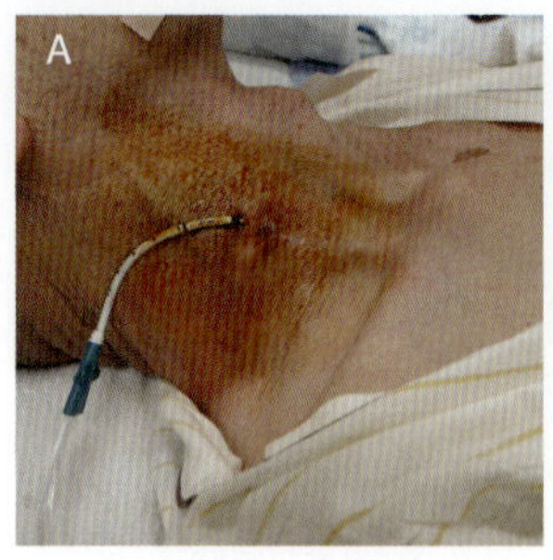

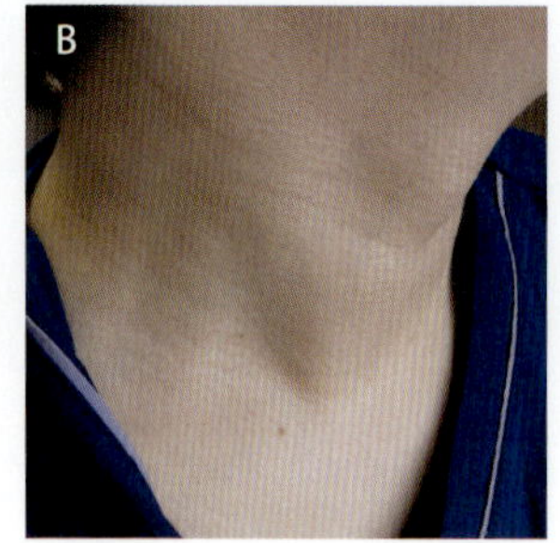

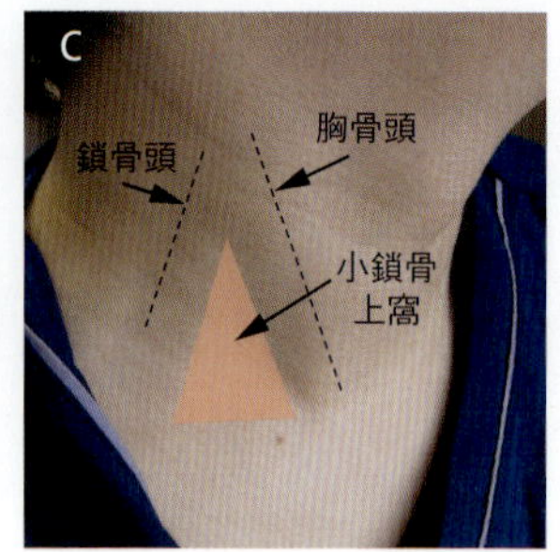

図7　小鎖骨上窩を意識しよう
A）カテーテルが胸鎖乳突筋を貫通してしまっている．
B，C）小鎖骨上窩（三角形）を同定し，体表解剖を確認する．

7 体表ランドマークも参考にしよう

症例【続き】

エコーガイド下でCCAを避けて穿刺した．気胸もないし，動脈穿刺もない，完璧だと思ってちょっと鼻高々だった．でも上級医から胸鎖乳突筋を貫通しているよと指摘があった（図7A）．

胸鎖乳突筋を貫通してCVカテーテルを留置すると疼痛や違和感の原因となる．エコー画面しか見ていないとこのような合併症が起こりうる．実は体表ランドマーク法で穿刺していた頃にはこのような状況はなかった．ということで，最後に体表解剖の確認をしておこう．

まず小鎖骨上窩を同定する．小鎖骨上窩とは胸鎖乳突筋の胸骨頭・鎖骨頭の間で鎖骨を底辺としてつくられる三角形であり，その頂点が穿刺部位である（図7B，C）．小鎖骨上窩の頂点でCCAを触知し，その外側に走行するであろうIJVを，針先を同側の乳頭方向に向けて穿刺する，というのが体表ランドマーク法であった．エコーガイド下で穿刺するときにもこの体表解剖を意識すべきである．エコープローブの真下に筋肉が存在しなくても，実際の穿刺部位は少し頭側になる．したがって穿刺部位に胸鎖乳突筋がないことをエコーで確認してから穿刺することで筋肉の貫通を避けることができる．

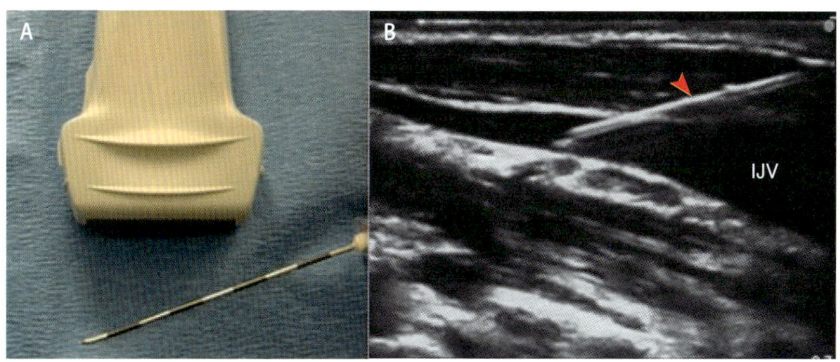

図8　長軸法での穿刺

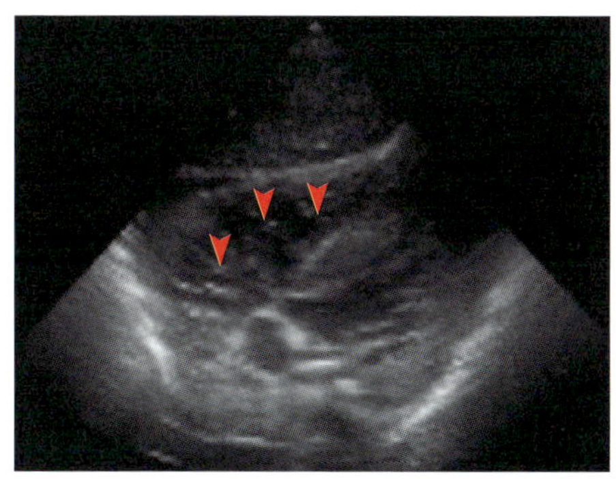

図9　攪拌生食を注入した際に右心系に見られる小さな泡（➤）

8 長軸法での穿刺

エコーガイドでの穿刺は短軸法（out of plane）と長軸法（in plane）がある．初心者は短軸法をまずマスターしよう．ある程度慣れてきたら，長軸法もマスターしてみよう．長軸法はエコープローブの長軸方向に針を描出する方法である（図8 A）．つまり血管に対して平行にプローブを当てて，血管と針全体の両方を同時に描出しながら穿刺する方法である（図8B）．➤のように針を完全に描出することができれば，緩い角度で安全に穿刺することが可能となる．しかし，針と血管を同時に描出するには高度な技術が必要となる．針の描出が十分でない場合は，動脈を誤穿刺する可能性もある．また，エコープローブがずれて誤って動脈を描出した状態で穿刺することもあり得る．長軸法を行う際には十分に人形等で練習することと，エコーでの解剖学的特徴の認識が重要である．

9 経胸壁エコーの活用

CVを挿入した後は胸部X線写真を撮影して，カテーテルの先端の位置を確認するのがルーチンとされている．緊急時でX線の撮影が待てない状況で，右心系にカテーテルが留置されていることを確認する方法として経胸壁エコーの活用がある．10mLのシリンジに生理食塩水10mLとごく少量の空気を入れて攪拌して液体だけ（攪拌生食）を注入する（空気は注入しないこと）．経胸壁エコーで右房，右室に小さな泡が確認できれば，右心系に留置されたことが確認できる（図9）．この方法は最低限，動脈系に留置されていないことが確認できる．ただし，IJVから穿刺した際にSCVに迷入するといった，カテーテルの位置異常を検出するものではない．CV穿刺後のX線写真にとって代わる手技ではなく，あくまで緊急避難であることを肝に銘じておこう．

おわりに

IJVには解剖学的異常が存在するため，万一ガイド下での穿刺を行えない状況であっても，穿刺前にプレスキャンは必ず行うべきである．エコーは私たちの「目」である．エコーが手元にある状況でそれを使用しないのは目をつむった状態で穿刺を行うのと変わりがない．エコーを使用するのは「負け」だとか，エコーなしでも留置できるようになれ，などと言う昔気質な上級医もいるかもしれない．しかし，エコーが手元にあるのにそれを使用しないで動脈を誤穿刺したり，挿入に失敗することこそ「負け」であり，些細な達成感を求めたがために患者が死ぬことがあることを肝に銘じておくべきである．エコーは私たちの「目」であると同時に，患者と自分を守る武器である．しっかり活用して，安全で迅速な中心静脈確保を行ってほしい．

文 献

1) Hind, D., et al.：Ultrasonic locating devices for central venous cannulation: meta-analysis. BMJ, 327（7411）：361-364, 2003

2) Troianos, C. A., et al.：Special articles：guidelines for performing ultrasound guided vascular cannulation：recommendations of the American Society of Echocardiography and the Society Of Cardiovascular Anesthesiologists. Anesthesia and analgesia, 114（1）：46-72, 2012

↑最新のCV穿刺ガイドライン．

初級編

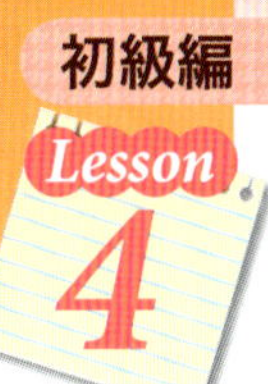

鎖骨下…じゃないよ！腋窩静脈からの中心静脈穿刺

エコーを使うなら鎖骨尾側の腋窩静脈を選択！

松島久雄，徳嶺譲芳

① 穿刺前の準備と確認が成功への近道
② 安全な手技のために対策を
③ エコーガイド下でリアルタイム穿刺を実践
④ 画面上につくり出したハートを素早く射抜き，その後は優しく
⑤ カテーテル挿入後は確認を忘れずに

はじめに

中心静脈カテーテル挿入の穿刺部位は感染のリスクが少ない鎖骨下静脈が望ましいとされている．しかし鎖骨下静脈は穿刺中の合併症である気胸の頻度が高く危険と隣り合わせである．穿刺中の合併症を避け，より感染の危険性が少ない部位となると…すぐそばの腋窩静脈が候補にあがってくる（解剖学的に，腋窩静脈は腋窩から第1肋骨遠位端までをさす）．通常の鎖骨下静脈穿刺は，基本的に盲目的な穿刺方法である．安全かつ確実な中心静脈穿刺のために，短軸法で行うエコーガイド下のリアルタイム腋窩静脈穿刺[1]を学ぼう！

症例 50歳男性，住宅火災による顔面ならびに四肢の熱傷にて搬送．熱傷面積は約30％，末梢静脈路の確保は困難で内頸静脈は熱傷部位のため穿刺は不可．感染リスクを少なくするために腋窩静脈からの中心静脈穿刺が適切と判断．

1 穿刺前の準備と確認が成功への近道

最初の重要なポイントは適切な体位をとることである．腋窩静脈の場合，血管走行をより直線的にするため，上肢を90°外転させる[2]（図1A）．さらに静脈内圧を高くするために可能であれば頭低位とする．穿刺前に血管の輪切り，すなわ

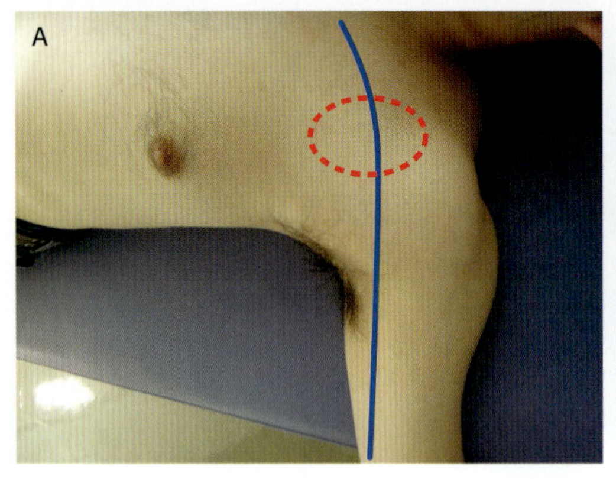

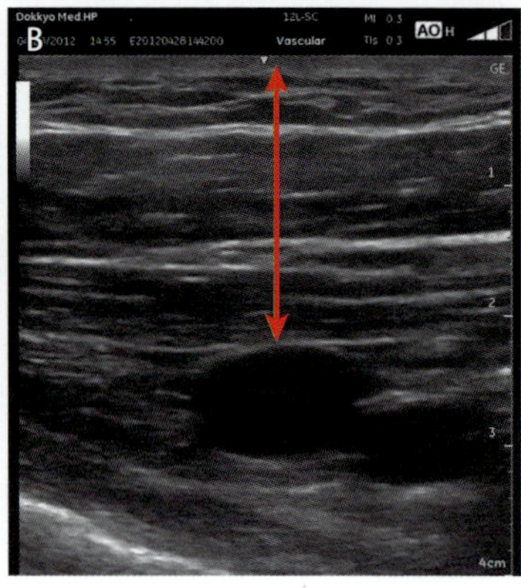

図1　穿刺前の準備（適切な穿刺部位，左腋窩静脈）
上肢を90°外転させ，腋窩静脈の血管走行を直線的にする（━━）．短軸法で鎖骨下から腋窩静脈の走行や状態，並走する動脈の位置を観察する．この段階で穿刺部位から血管までの深さ（↔）も把握しておく．前胸部で動脈と重ならず，後方に肺がない位置が適切な穿刺部位となる．鎖骨から数cm尾側のできるだけ平坦な部位（◌）がエコーガイド下では穿刺しやすい．

ち短軸で血管を描出する（図1B）．そして鎖骨下から腋窩静脈の走行や状態，並走する動脈の位置，後方に肺がないかを観察する．血管の三次元的位置を理解することが重要である．**この段階で穿刺部位から血管までの深さを把握しておこう**．鎖骨から数cm尾側に離れた部位が適切な穿刺部位となる．

Point ▶ 穿刺予定血管はあらかじめ観察しておこう！

消毒を開始する前に必ず穿刺予定血管の観察を行おう．解剖学的な異常や血管走行を事前に把握することで安全かつ確実な穿刺につながる．静脈の位置，動静脈の位置関係，血栓や閉塞の有無を確認する．観察で穿刺可能な血管の描出ができないときには穿刺部位を変更することも考慮すべきだ．

血管走行をきちんと把握するためのテクニックが2つある．1つめは**sweep scan technique**でプローブを前後に動かして血管の蛇行や深さなどを把握する（図2A）．床をほうきで掃くようにプローブをスウィープしよう．2つめは**swing scan technique**でプローブの角度を前後にスウィングすることで血管に対するプローブのずれを修正することができる（図2B）．どちらか一方を行うのではなく，**sweep scan technique**を先に施行し，**swing scan technique**で確認しよう．両方を実施して血管像が正中から左右にずれなければ，血管は超音波の走査線に直行し，スウィープしたプローブの方向に

A） sweep scan technique

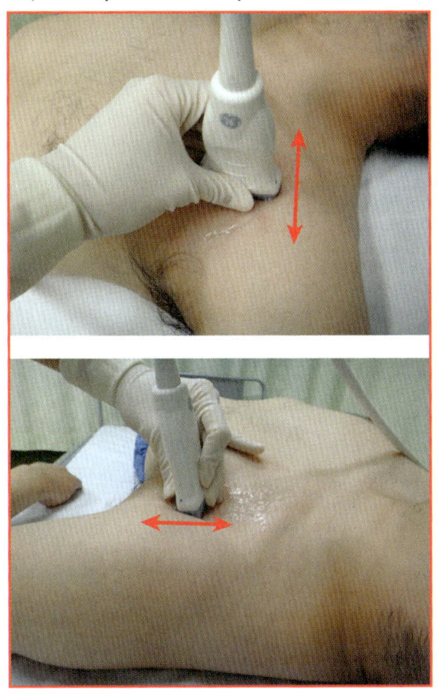

B） swing scan technique

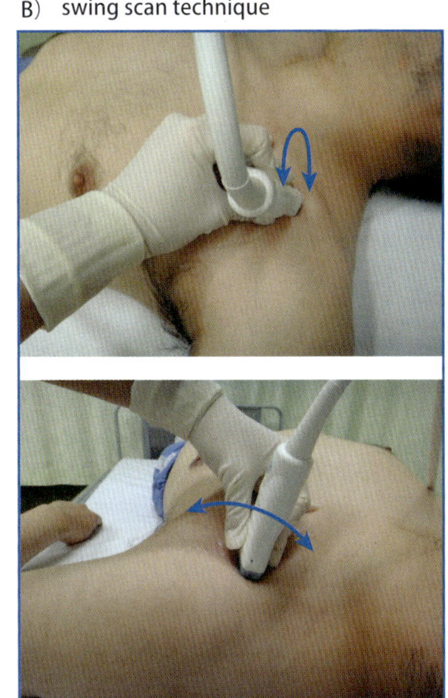

図2　血管走行の把握
sweep scan technique（A）はプローブを前後にスウィープして血管の蛇行や深さなどを把握．swing scan technique（B）はプローブの角度を前後にスウィングすることで血管に対するプローブのずれを修正．両方を実施して血管像が正中から左右にずれなければ，血管は走査線に直行し，スウィープしたプローブの方向にまっすぐ走行している．

まっすぐ走行していることになる．

2 安全な手技のために対策を

感染防御対策のためにマキシマルバリアプリコーションを実践する．マスク，キャップ，滅菌グローブ，滅菌ガウンを装着し（図3A），大きな滅菌ドレープで患者を覆うようにする．穿刺に使用する超音波診断装置は穿刺位置から画面を確認しやすい位置に設置する（図3B）．できるだけ血管走行の線上になるようにする．有害事象の早期発見のために血圧計，心電図モニタ，パルスオキシメータ等を装着する．万が一に備え救急カートの準備も推奨されている．

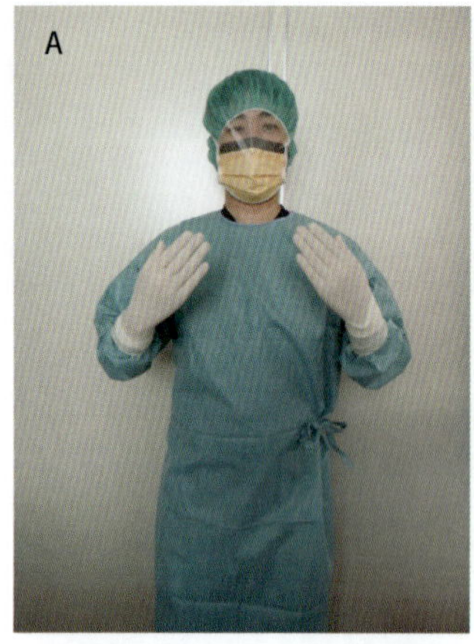

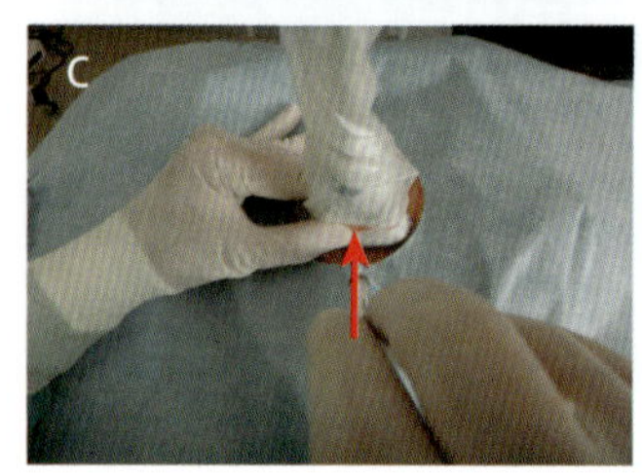

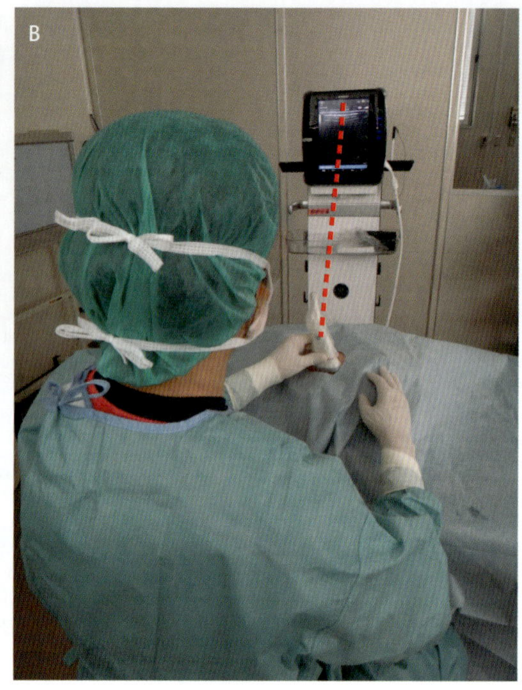

図3　安全手技への対策

マキシマルバリアプリコーションを実践し（A），超音波診断装置は穿刺する血管走行の線上（- - -）に並ぶように設置する（B）．穿刺針もこの線上で操作するように意識する．シリンジは内筒と外筒をつまむように持ち，→ の方向にスナップを利かせやすいようにする（C）．

Point ▶ 安全のためにセルジンガー法で挿入しよう！

カテーテルキットには直接穿刺するタイプとガイドワイヤーを用いたセルジンガー法で挿入するタイプとがある．直接穿刺法は穿刺針が太いため気胸や動脈誤穿刺などの合併症が発生したとき，状態が重篤化する危険性がある．安全のためにも穿刺針が比較的細いセルジンガー法で挿入するタイプを選択する．

3 エコーガイド下でリアルタイム穿刺を実践

穿刺前に清潔野で使用するプローブの準備をする．プローブカバーの内側に少量のゼリーを注入し，プローブを装着する．先端のゼリーを均等に広げ，気泡を除き，カバーにしわが寄らないように輪ゴムでとめる．**プローブ操作中にカバー**

がずれないよう輪ゴムでしっかりと固定しよう．プローブの準備を整え，清潔な環境で改めて血管の観察を行う．穿刺部位が確定したら，局所麻酔施行後に穿刺を実施する．**しっかりとプローブを固定し，プローブの正中から針の軸がずれないことを意識しながら穿刺する．**プローブは60°以下に傾け，プローブと穿刺針の角度は20°前後が最適である．皮下脂肪の量により血管までの距離も変わるため，角度は常に一定とは限らない．モニタでは皮下組織の動きに注意しながら針の位置を把握する．組織の動きがわかりにくいときには針を小刻みに前後方向に動かす．**急がずに少しずつ針を進めていこう．**超音波の走査線に針が近づくと，超音波の乱反射により針が描出される．血管前壁に針先が描出されるように穿刺針の角度を調整する．**走査線を越えたことに気づかずに針を進めてしまうと危険である．**針先を見落とさないように注意深く観察しよう．

Pitfall ▶ **プローブと穿刺針の距離は近すぎず，遠すぎず，数mm以内に維持**

プローブと穿刺針の距離が離れていると，超音波の走査線と針との距離も遠くなり皮下組織の動きが確認できない．針先の位置を確実に把握するためにもプローブと穿刺針はできるだけ密着させる．穿刺針でプローブカバーを貫かないよう注意しよう．逆にプローブと穿刺針が重なってしまうとacoustic shadow（音響陰影）により肝心の部分が描出できなくなる（図4）．画面にシャドーが出たときにはプローブの位置を数mm前方にスウィープしよう．

4 画面上につくり出したハートを素早く射抜き，その後は優しく

針を血管前壁に接触させると，中央が凹みハート型に描出される．針の先端を確認し，血管前壁（ハート）を上手に貫こう（図5）．**肩を軽く叩くように素早くスナップを利かせることがポイントである．**ハートを上手に射抜けたとしてもすぐに安心してはいけない．**プローブを離したとき針先が動かないように，しっかりと固定した状態でガイドワイヤーを挿入する．**確実なカテーテル留置のためエコーで腋窩静脈内にガイドワイヤーがあることを確認しよう．ガイドワイヤーが迷入していないことを確認するため頸部のスキャンも必要だ．内頸静脈にガイドワイヤーがないことを確認してからカテーテルの挿入を行う．カテーテル長は鎖骨下静脈穿刺よりも少し長めになる．挿入前に穿刺部位から第3肋間までの距離を目安に，カテーテル長をあらかじめ決めておくことを勧める．

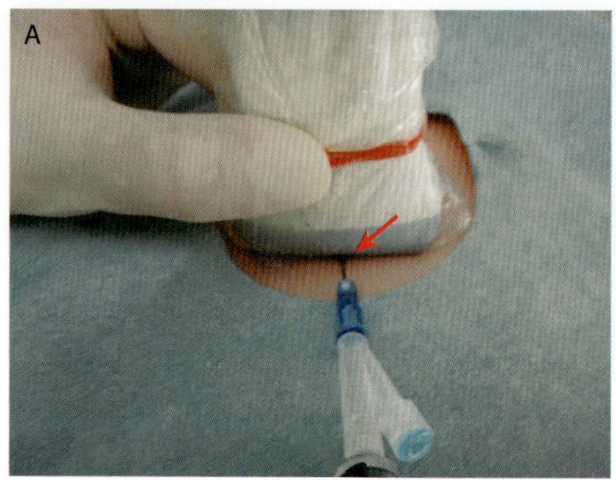

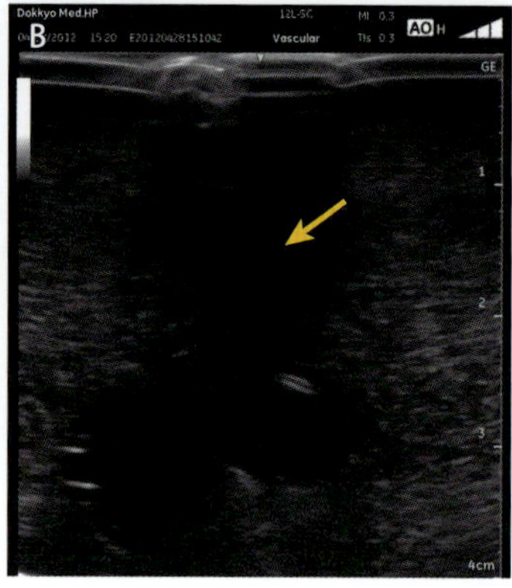

図4　穿刺針によるacoustic shadow

プローブと穿刺針が重なってしまう（→）とacoustic shadow（→）により血管前壁の穿刺部分が描出できなくなる．逆に離れていると皮下組織の動きや針先は確認できない．リアルタイム穿刺を確実に実施するためにプローブと穿刺針の距離を数mm以内に維持することが重要．

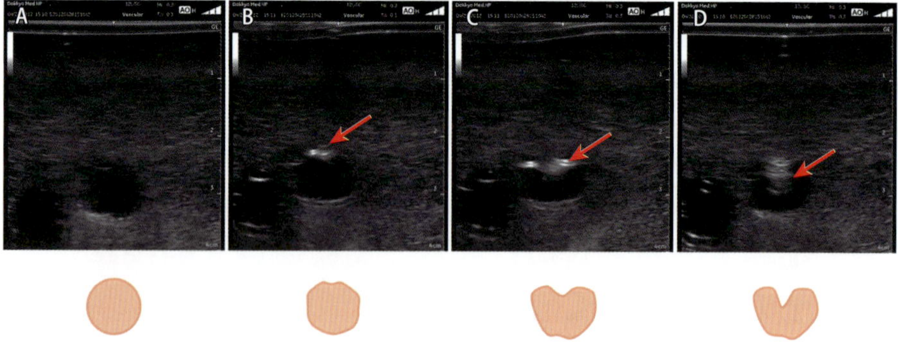

図5　穿刺時の血管変形（シミュレータによる右腋窩静脈）

→は描出された針先．

A）皮下組織の動きを見て穿刺針の方向や深さを把握する．血管の変形はまだ見られない．
B）超音波の乱反射により走査線上に針先が近づくと白く描出される．
C）血管前壁に針先を接触させると中央が凹み血管がハート型に変形する．
D）肩を軽く1回叩くように素早くスナップを利かせ血管前壁を貫く．

穿刺針の太さやメーカーによっても針先の見え方は変わってくる．エコーで確認しやすくするためにシャフトに溝がある穿刺針も販売されている．

5 カテーテル挿入後は確認を忘れずに

カテーテルを挿入し，専用の器具や糸による固定が終了した後は静脈血の逆流を再確認しよう．拍動の有無や血液の色も要チェックである．動脈誤穿刺の判断には点滴の自然滴下を確認することも有効である．**ドレープによる被覆後は直ちに胸部X線写真を確認しよう．**気胸の有無はもちろんだがカテーテル先端の位置を必ず確認しよう．右腋窩静脈の場合は気管分岐部の手前，左腋窩静脈の場合は正中ラインがそれぞれ先端位置の目安である．**カテーテルが深いと心タンポナーデ，先端が血管壁に当たっていると穿孔などの危険性があるので注意が必要だ．**

おわりに

エコーガイド下による中心静脈へのアプローチはデートに似ている．誘うときには事前調査や準備が重要である．会うときにはきちんとした格好（マキシマルバリアプリコーション？）で臨み，あわてず確実に近づき，的確なタイミングでハートを射抜く．射抜いた後も大切に優しくフォローしよう．穿刺のときにはデートをイメージして慎重に臨んでみてはどうだろうか？

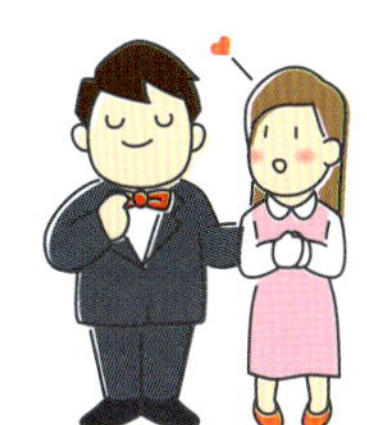

文　献

1) 「超音波ガイド下中心静脈穿刺法マニュアル」（徳嶺譲芳/著），総合医学社，2007
2) 「らくらくマスター2 超音波ガイド下中心静脈カテーテル挿入トレーニング」（浅尾高行/著），中外医学社，2011

初級編

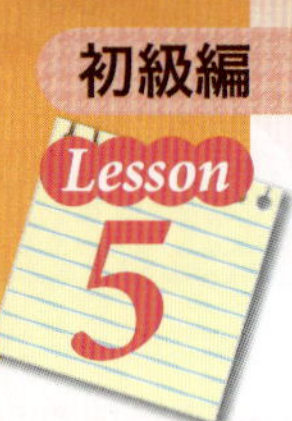

Lesson 5 気胸の有無は肺エコーで診断！

刺す前，刺した後には必ず見よう！

田中博志

① 気胸診断には肺エコーがオススメ！
② 肺そのものではなく胸膜の動きで肺の存在を知るのが肺エコーのキモ！
③ Bモードで迷ったらMモードで，“sea shore” か “バーコード” かをチェック！
④ CV穿刺やドレナージ等の “刺しモノ手技” の施行前後は，肺エコーで気胸の有無を確認しよう

はじめに

昔は「エコーで肺を見る」なんて言うと “クレイジー” と言われたそうだが，最近はちょっと違う．ここ15年くらいで肺エコーに関する報告は蓄積されてきた．特に，気胸診断における肺エコー利用の報告は多く，診断感度は胸部X線より高く（X線52％ vs エコー 92％）CTとほぼ同等であることが示されている．2011年には，あの有名なNEJM（New England Journal of Medicine）に肺エコーが取り上げられる[1]までに至り，市民権も得たと言えよう．もはや気胸診断はX線ではなくエコーで行う時代．手軽で便利な新しい手技をマスターしよう！

症例 とある地方病院での当直．血液検査・放射線技師はオンコール体制で呼べば来院する状態．
早朝4時に，24歳の痩せ形の男性が「呼吸が苦しい」と救急外来を受診した．持病は気管支喘息．SpO_2は94％．軽度の喘鳴はあるが，左右差は認めない．気管支喘息の悪化と考えβ刺激薬の吸入で軽快し，翌日外来受診で帰宅させようと思ったが，年齢・体型から “気胸” だけは否定しておきたい．でも，技師さんを呼んで検査する必要まではなさそう….

＊　＊　＊　＊　＊　＊　＊

こんなときこそ肺エコーの出番．経胸壁肺エコーで胸膜の動きを確認，正常

肺と判断できれば患者を無駄に被ばくさせることもなく，安心して帰宅させられる．

1 肺エコーによる気胸診断の仕組み

肺は呼吸で動いている．その動きをとらえるのが肺エコーの仕組みだ．しかし，肺自体は空気を含むのでエコーでははっきりと見えない．そこでどうするかというと，肺の表面を覆う胸膜（臓側胸膜）の動きを見るのである．正常肺であれば，胸壁から胸膜までは空気がないからエコーで動きをとらえられる．胸膜が動くということは，肺も動いているということ（＝正常肺）．逆に胸膜が動いていなければ，そこには空気の存在（＝気胸）が疑われる．これが肺エコーによる気胸診断の仕組みだ．

2 気胸判定における肺エコー画像の出し方

体位は仰臥位．使用するのはリニア，またはコンベックスプローブ．深部まで見るわけではないので設定はリニアならthyroidなどでよい．検査部位は，空気がたまりやすい第2～4肋間鎖骨中線上を狙う．プローブは，胸壁上で体軸と平行にあてる．つまり，“縦”にプローブをあてるのがポイント（図1）．縦にあてることで，ランドマークとなる肋骨，目標物である胸膜，その下にある肺を同時に映し込むことができる（図2）．この画像が肺エコーの基本画像だ！

上から，胸壁の筋→肋骨→胸膜（壁側，臓側）→肺実質部が見える．まず**肋骨**と**胸膜**を同定する．胸膜の下が肺実質部．肋骨は，表面は白いが，中は黒く抜けて，後ろに黒いシャドウ（音響陰影）を引く．胸膜は，肋骨直下の最も明るい白線で見えるはずだ．肺実質部の部分は，少しぼやけてチラチラして見えるが，実

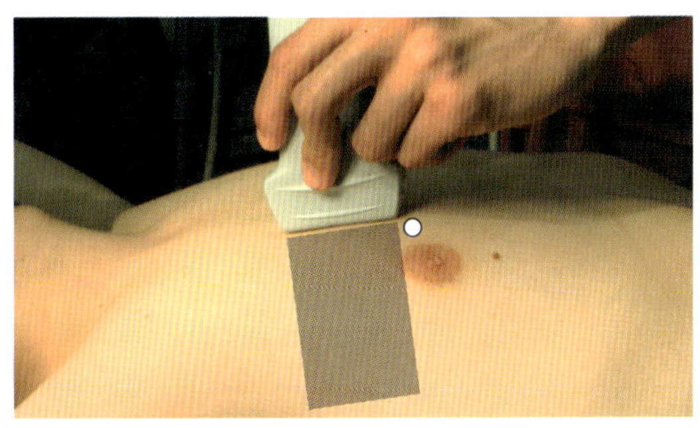

図1　プローブのあて方
縦にあてて，肋骨と胸膜を同時に映し込む．
○はプローブのマーカーの位置を示す．

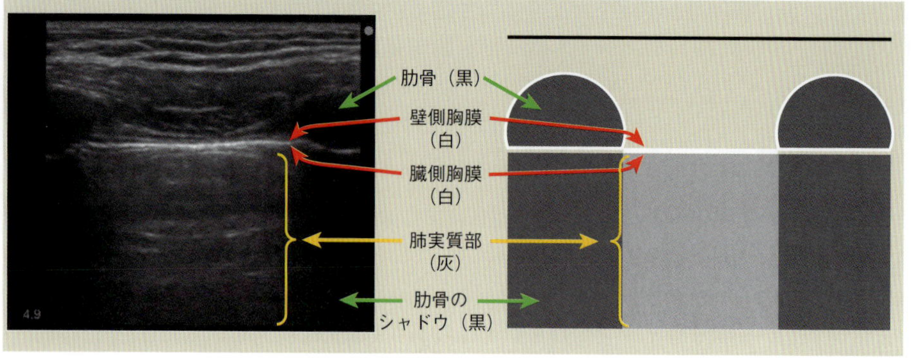

図2　正常肺画像と模式図

際にはアーチファクトの塊で実質そのものが見えているわけではないことがほとんどだ．

3 肺エコー画像の読み方

1）正常肺（図3）

まず胸膜を同定する．**画面中で最も明るい線が胸膜**（**図3➤**）だ．胸膜の動きは，**呼吸運動に同調して横方向にスライド**したり（lung sliding，①），**心拍に合わせて小さく振動**したりする（lung pulse，②）．さらに，胸膜周囲のアーチファクト（表面のデコボコや彗星の尾のようなcomet-tail artifact，③）が一緒に動くので，それでスライドしているのがより強調される．肺実質部分は，砂嵐のような画像がチラチラときらめく感じで映る（④）．

2）気胸肺（図4）

正常肺に比べて全体にぼんやりした画像で，胸膜（**図4➤**）は動いていない（⑤）．ここでの胸膜は**壁側胸膜**を意味する．これは壁側胸膜と臓側胸膜の間に気体が存在していると，動きのある**臓側胸膜**までエコー波が到達できないからだ．胸膜近くのアーチファクトがスライドしていないことも判定を補完する（⑥）．**気胸肺では，胸膜レベルの下はただの虚像である**．うっすら映った肺実質部ではない．そこに示された画像は，胸壁の画像が減衰しながらくり返されているだけである（多重反射像，⑦）．胸膜がくり返し出現する，動きのない画像が気胸肺の特徴だ．

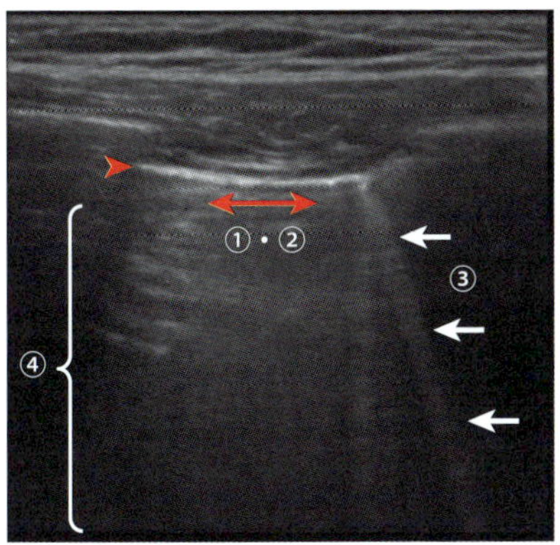

図3　正常肺判定

最も明るい白線が胸膜（➤）.

① lung sliding：呼吸運動に同調した左右の大きな動き
② lung pulse：心拍に同調した上下や左右の小さな動き
③ comet-tail artifact：胸膜から画面下端まで伸びる彗星の尾のようなアーチファクト．呼吸運動に同調して左右に動く
④ 肺実質部：チラチラした感じで見える

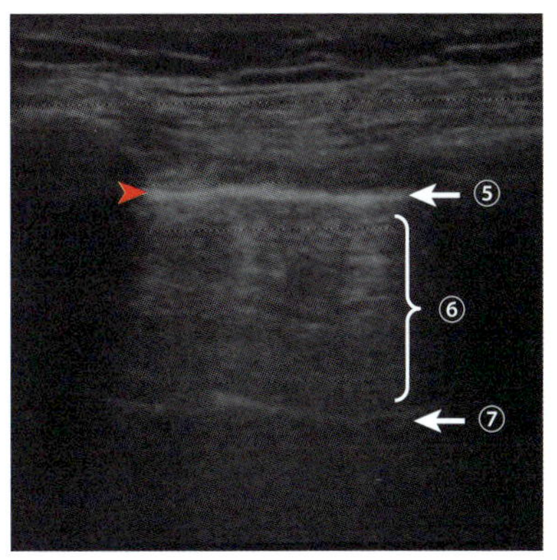

図4　気胸肺判定

全体にぼんやりした画像で動きがない．

⑤ 壁側胸膜を見ている状態なので胸膜（➤）はスライドしない
⑥ アーチファクト（虚像）はチラチラしない
⑦ 胸膜の多重反射が見られる

場合によっては，正常肺と気胸肺の境目（lung point）がみえることがあり，それが確認できれば気胸肺と診断してよい．

Point ▶ **動いているか否か？それが問題だ！**

＜正常肺＞

胸　膜：横にスライドする　肺実質：チラつき（＋）

＜気胸肺＞

胸　膜：動いていない　　　肺実質：チラつき（－）

Pitfall ▶ **胸膜が動いていないときの観察は慎重に！**

胸膜が動いていれば正常肺と言えるが，胸膜が動いていない場合は常に気胸であるとは言えない．観察した直下の肺が各種の肺疾患により癒着しているような場合には胸膜の動きが観察されないこともある．動きがあるかどうか判断に悩む場合，深度を浅くして胸膜を拡大して観察するとよりわかりやすくなる．気胸所見と紛らわしい場合として，人工呼吸で高いPEEP圧をか

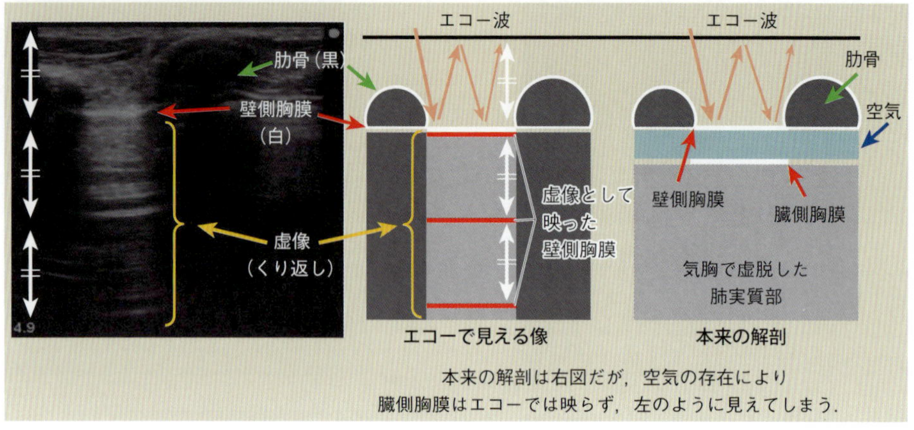

図5　気胸肺画像と模式図

けている場合がある．このため，気胸を疑った場合，プローブを背側にずらしていき，lung point を探すことが重要である．

3）多重反射の仕組み

壁側胸膜と臓側胸膜の間に空気がたまっているのが気胸の病態（図5）．エコー波は音響特性の大きな差があると，そこを通過できずに反射する．つまり，**空気の層が鏡のように作用して，エコー波はそこで跳ね返されてしまう**．すると，エコー波は上に向かうが，今度は胸壁に接するエコープローブ表面で反射する．結局，胸壁内（プローブと空気の間）を何回も反射する堂々巡りとなる．エコー画像では，2回反射したエコー波は2倍の深さ，3回反射したものは3倍の深さと表現される．つまり，画面上には胸壁内を反響した**虚像のくり返し**が映し出されることとなる．これが多重反射の仕組みだ．しかし，**痩せている人でも似た画像になることがあり，動きに注目することが重要**だ．

Pitfall ▶ プローブはしっかり保持しよう！

観察者のプローブを持つ手が動くと画像を見誤ることがある．しっかり保持するのが重要〔Lesson2，Lesson6 参照〕．

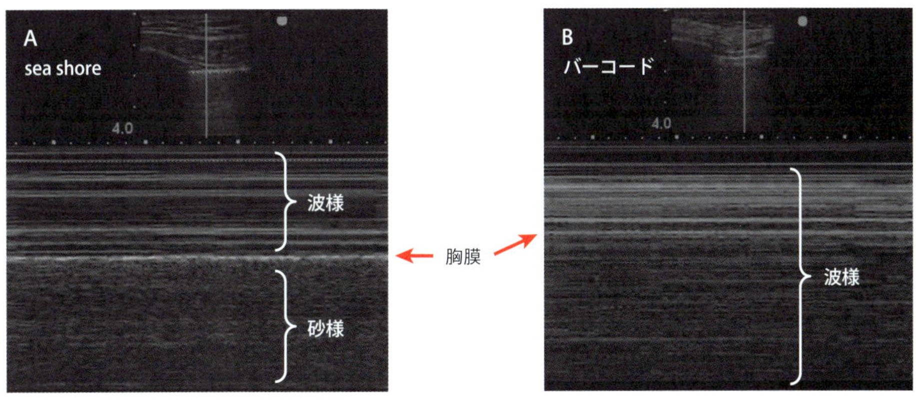

図6　Mモード画像での気胸判定
A）正常肺：胸膜の下が呼吸に伴う空気の出入りで細かく動いている．
→胸膜の上が**波様**に，胸膜の下が**砂様**のアーチファクトで表現される．全体を1枚の画像とみなすと，あたかも「**波打ち際の絵（sea shore）**」のように見える．
B）気胸肺：壁側胸膜の下にエコー波は届かず動きがない（＝胸膜の下は虚像）．
→胸膜の上下とも**波様**のアーチファクトで表現される．全体を1枚でみると，大きな「**バーコード**」に見える．

Pitfall ▶ 気胸と間違えやすい所見に注意！
・痩せて皮下脂肪が少ないと多重反射が出やすい
・皮下気腫があると後方成分が見にくい
・巨大ブラではあたかも気胸のエコーになる

4 Mモードの活用

胸膜の動きだけで判断がつかないときは，Mモード（motion mode：動きが時系列で表現される）を活用しよう．エコー画像を「1枚の絵柄」としてとらえることで，正常・気胸の判定ができる（図6）．

<画像の出し方>
① 基本画像を出す
② Mモードボタンを1回押し，トラックボールで目標線を胸膜に交差させる
③ Mモードボタンをもう一度押すと，Mモード画像が現れる（②だけで表示される機種もある）

5 気胸範囲の推定

肺エコーでは，空気が多くても少なくても気胸の所見が得られるため，ドレーンを入れるべきかどうかなど，重症度の判断は難しい．気胸の伸展度の判断に関して，前胸壁から側胸壁の４点（第２肋間鎖骨中線，第４肋間前腋窩線，第６肋間中および後腋窩線上）で確認することでおまかな範囲の推定が可能ともされている[2)]．第２肋間１カ所だけで所見があれば軽症で，４カ所すべてで観察されたら虚脱率40％以上，ドレーン挿入の適応を考慮する必要があるといえる．しかし実際の運用では，エコーで気胸診断したら，胸部CTで診断・範囲の確認をするというのがオススメの活用法だ．

おわりに

肺エコーによる気胸判定は難しくない．胸膜の動きを見るだけだからだ．ぜひ，自分の胸にプローブをあてて練習してみよう．数回行うだけで，エコー画像を理解できる楽しみが得られるだろう．救急外来での気胸検索，CVやドレーン留置後の確認など，手技の前後には簡便で侵襲のない肺エコーを実践し，患者の安全と自分の安心を得よう．習うより慣れろ！

文献・参考文献

1) Christopher, L. M., et al.：Point-of-Care ultrasonography. NEJM, 364：749-757, 2011
2) 三澤賢治 ほか：超音波検査による自然気胸の重症度判定の試み．日呼外会誌，24：8-11, 2010
3) 田中博志，鈴木昭広 ほか：超音波を用いた気胸診断〜分離肺換気下の手術患者での検討〜．麻酔，62：128-133，2013

初級編

Lesson 6

ざっくり心エコーのススメ

豊田浩作

① 心エコーの基本画面を描出してみよう．必要なウィンドウは，❶傍胸骨左縁アプローチ，❷心尖部アプローチ，❸心窩部アプローチの３つ

② 細かい計測は専門科に任せてもいい．気張らずまずは「ざっくり」と見よう

はじめに

心エコーは若いDrにとっては敷居の高い手技である．「まだ循環器内科の研修をすませていないから」「心エコーは難しいし，奥が深いから…」という思いもあるだろうが，救急のような一刻を争う状況において，まさにリアルタイムの情報が得られる心エコーは強力な武器となる．

救急の心エコーと検査室の心エコーは，手技や基本は同じでもその目的は異なる．救急現場では細かい計測や機能評価などをしている時間はない．まずはざっくりと心臓の評価をしてみよう．

本稿では，経胸壁心エコーの基本的なアプローチと簡単な評価ポイントについて解説する．

症例 71歳男性．膀胱全摘・回腸導管手術を受け，先週退院．自宅にて安静にしていた．夜間トイレに立った際に胸部不快と呼吸困難を訴え，救急車にて来院．来院時血圧 72/35 mmHg，心拍数 110 回/分，呼吸数40回/分．検血生化学検査提出．心エコー施行し，図1の画像が得られた．

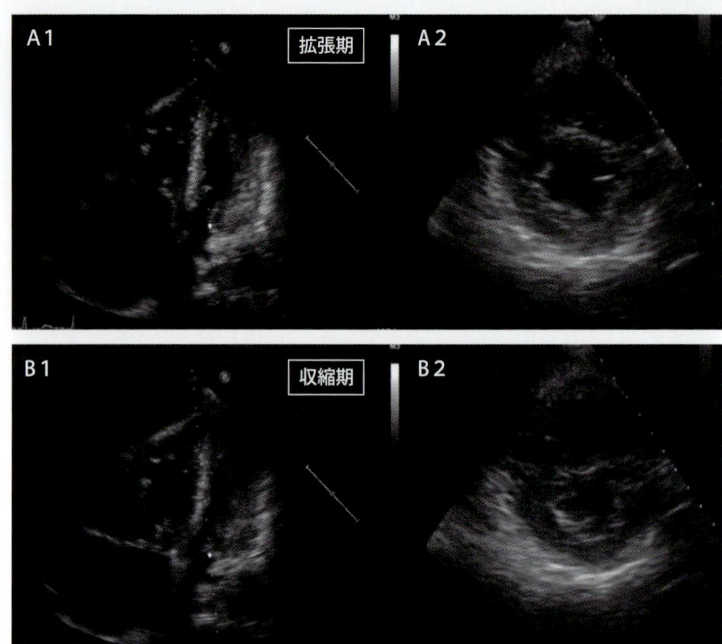

図1　症例の心エコー図
A1，B1）心尖部左室長軸像．A2，B2）傍胸骨左室短軸像．

1 心エコー描出の前に

1）プローブの持ち方

プローブの持ち方を図2Aに示す．鉛筆を持つように3本の指で握り，指先だけでプローブを回転できるように持とう．小指と小指球を患者さんの胸壁にぴったりと当て，**手と一緒にプローブを固定**する．これにより安定したプローブ操作が可能となる．

2）エコーウィンドウ

身につけておきたいのは，①傍胸骨左縁アプローチ，②心尖部アプローチ，そして，③心窩部アプローチの3つである（図2B）．**ただウィンドウにプローブをあてるのではなく，心臓の解剖をイメージして心臓の軸がどちらを向いているのか考え，その軸方向にプローブのマーカーを合わせるようにあてる**．超音波のプレーンを包丁の刃，マーカーの方向を刃先の向きと見立てて，超音波の刃で心臓

A

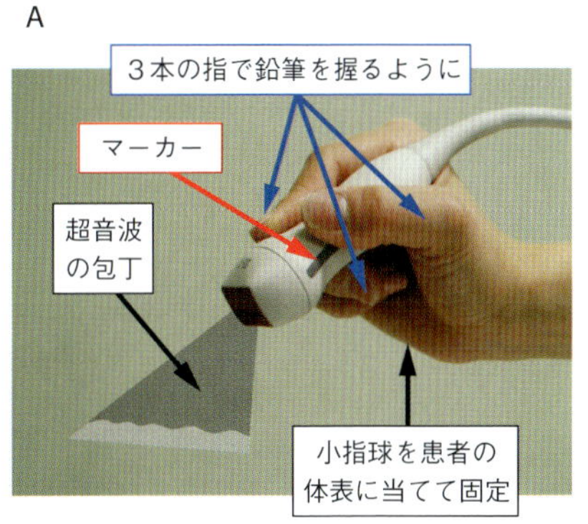

B

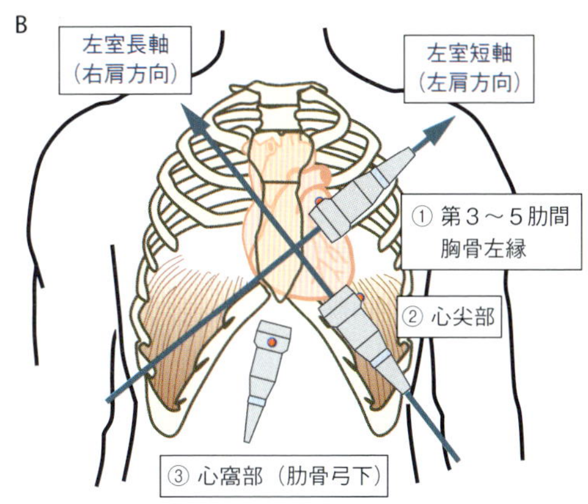

図2　プローブの持ち方とエコーウィンドウ

を切る，とイメージしてみよう（図2A）.

2 心エコーの基本描出

まず経胸壁心エコーの基本画像を描出してみよう.

1）傍胸骨左縁アプローチ（図2B①）

患者の体位は左側臥位で，左腕を腕枕にして，右腕は体側に伸ばす．検者の右腰で患者の背中を支え，右腕で抱きかかえるようにして患者の体を固定する．患者が半側臥位をとれないときは，背枕を入れてできるだけ体を左側に向かせよう．この体位で心臓の前面を胸壁により近づけることができる.

ウィンドウは第3～5肋間胸骨左縁．できるだけ胸骨近くにプローブをあてよう.

❶ 傍胸骨左室長軸像＝心臓の縦切り（図3）

プローブのマーカーが患者の右肩を指すようにあてる（心臓の長軸と超音波のプレーンを平行にするため）.

❷ 傍胸骨左室長軸像で見るべきこと

左室長軸像で見るべきことは，①心臓のサイズ，②心臓の動きの2つである.

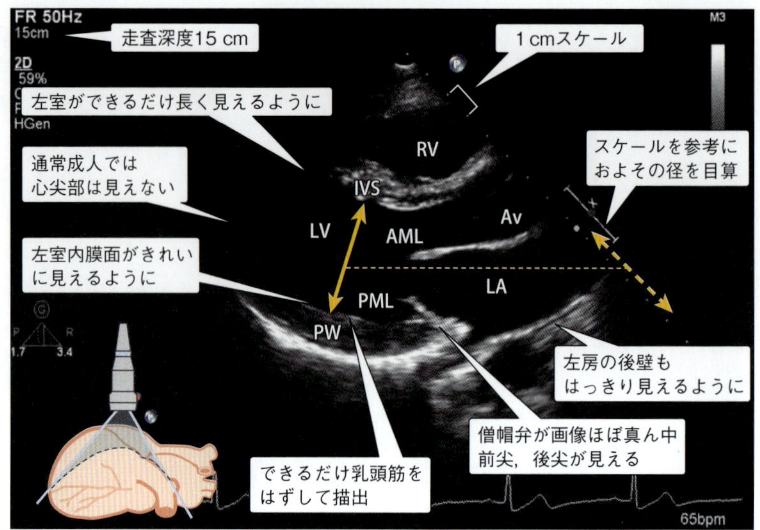

図3　傍胸骨左室長軸像と描出のチェックポイント
LV：左室，RV：右室，Av：大動脈弁，AML：僧帽弁前尖，PML：僧帽弁後尖，LA：左房，IVS：心室中隔，PW：後壁．

① 心臓のサイズ（ボリューム評価）

左室内腔の径を評価する．拡張末期の左室内径として，乳頭筋腱索レベルで心室中隔から後壁の距離（**図3**⟷）をエコー内蔵のcaliper計測機能を使って測定しよう．

caliper計測機能の使い方がわからない場合，画面のどこかに走査深度を示す数字と，1 cm刻みのスケールが表示されているので，このスケールを参考におよそ何cmかを目算しよう．**左室拡張末期径（LVDd）＞55 mmは左室拡大**と診断される．拡張末期径が小さく，収縮期に左室内腔が虚脱するようなら，ボリューム不足か，あるいは後負荷が減少していると考えられる．

Point ▶ 一定の深度で感覚を身につけよう

心エコー描出のdepthは傍胸骨アプローチの場合15 cm程度が一般的．一定の深度で診ていくうちに，「この心臓はかなりでかい」というように第一印象で大きさを評価できるようになる．ただし，心嚢液貯留など心臓の外側の病変を疑う場合は深めの走査深度で検索が必要となるので注意（深度設定についてはLesson17を参照）．

表　visual EFの指標

視覚的な左室収縮能	駆出率（EF）
正常	＞55%
少し悪い	45～55%
悪い	30～44%
非常に悪い	＜30%

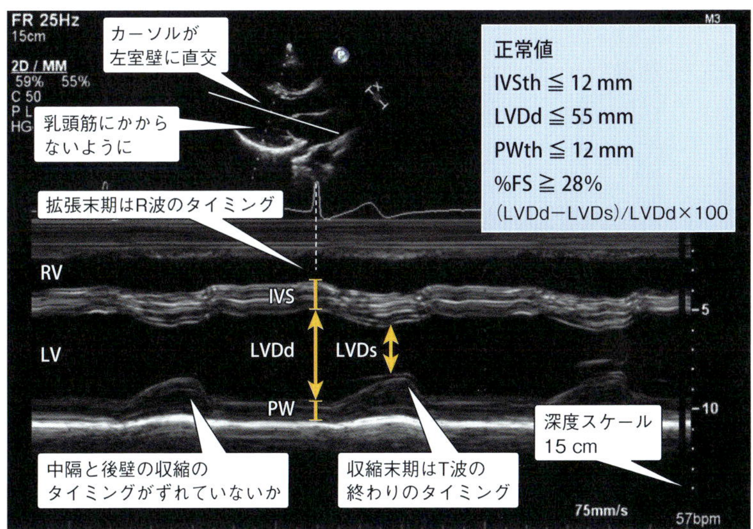

図4　傍胸骨左室長軸像のMモードを用いた評価の指標
LV：左室，RV：右室，IVS：心室中隔，PW：後壁，LVDd：左室拡張末期径，LVDs：左室収縮末期径，IVSth：心室中隔厚，PWth：後壁厚，%FS：内径短縮率.
この症例ではLVDd 4.5 cm，LVDs 3 cm程度であり，%FS＝33%と評価できる.

② 心臓の動き（心収縮能評価）

駆出率（ejection fraction：EF）を算出できればそれに越したことはないが，計測まで手が回らなければパッと見の左室収縮能を評価しよう．肉眼的EF（visual EF）と呼ばれている評価法である．視覚的に左室の動きを（インプレッションでもいいから）評価しよう（表）.

Mモードを用いると左室内径や壁厚，内径短縮率（percent fractional shortening：%FS）など簡単な評価が可能となる（図4）．なお，初心者では左室長軸像でMモードを施行するよりも左室短軸像（後述）を用いる方が，走査線が乳頭筋にかかっていないか確認しながら描出できるため，より簡便に正確に施行

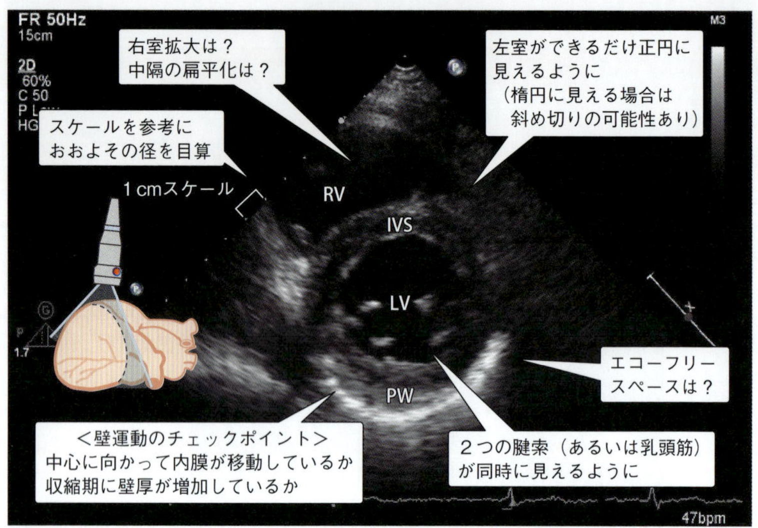

図5　傍胸骨左室短軸像と描出のチェックポイント
LV：左室，RV：右室，IVS：心室中隔，PW：後壁．

できる．

❸ 傍胸骨左室短軸像＝心臓の輪切り（図5）

傍胸骨左室長軸像を描出した状態から，プローブの位置を変えず，指先だけで時計回りに90°回転させる．**プローブのマーカーは，右肩から左肩へ向く**ことになり，左室長軸に直交する切断面が表示される．正常な所見として，円形の左室と2つの乳頭筋あるいは腱索が同時に描出される．左室が楕円形に見える，あるいは片方に乳頭筋ともう片方に腱索が見える場合，ビームが左室を斜めに切っていると考えられる．プローブを頭側に向けると大動脈弁側の，尾側に向けると心尖部側の短軸面が観察できる．

❹ 傍胸骨左室短軸像で見るべきこと

左室短軸像で必ずするべきことは壁運動の評価である．虚血で壁運動が障害されていても，健常部の壁運動に引きずられて内膜が動いているように見えることもある．**内膜の移動**に加えて**収縮期の壁厚増加があるか**に留意して観察しよう．

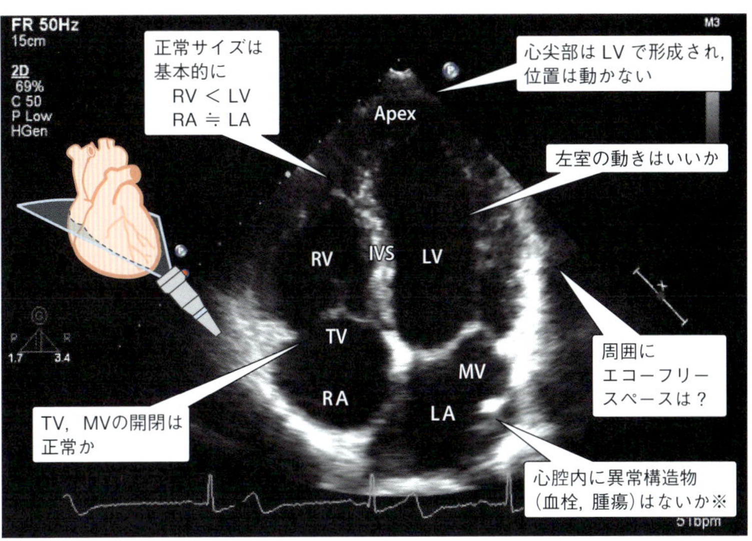

図6　心尖部左室長軸像と描出のチェックポイント
LV：左室，RV：右室，LA：左房，RA：右房，MV：僧帽弁，TV：三尖弁，IVS：心室中隔，Apex：心尖部．
※左上肺静脈流入部にクマジン稜と呼ばれるひだ状の組織（正常構造物）が見られることがある．血栓・腫瘍との見間違えに注意．

Point ▶ 心筋虚血時の所見

心筋の虚血が起こった場合，胸痛や心電図変化が現れるより先に壁厚変化や内膜移動の減少が生じる．逆に，心電図でST変化がないからといって虚血を否定することはできない．

2）心尖部アプローチ＝心尖部からの縦切り（図2B②，図6）

心尖部アプローチでは，傍胸骨アプローチの際よりも患者をやや仰向けにする（左側臥位ではプローブがベッドに当たって描出しにくいため）．可能であれば心尖拍動を目で確認し，**マーカーが左腕を向く**ようにしてプローブをあてる．画像で心尖部の位置が動いて見えるときは，ビームが心尖部を正しく捉えておらず，心室壁を斜めに切っていると考えられる．

心尖部四腔像は初心者でも最も描出しやすい画像である．ここからプローブを反時計回りに回転させていけば二腔像と長軸像が描出できる（二腔像の描出はやや難しい）．まずは四腔像の描出を習得しよう．

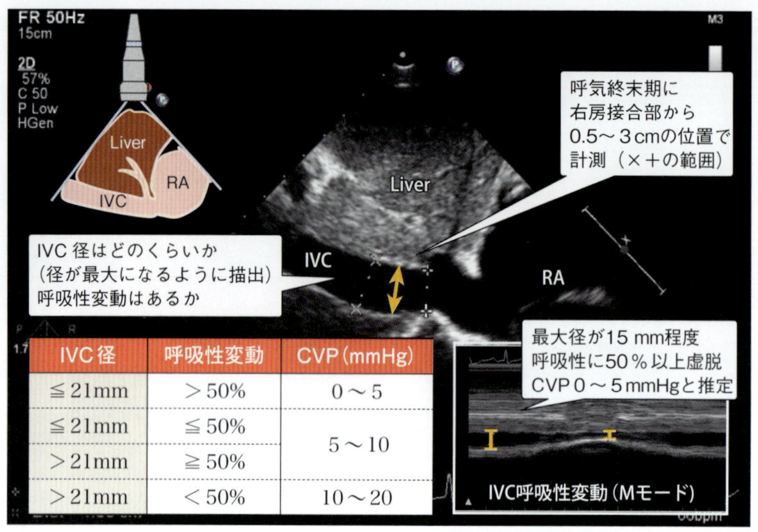

IVC径	呼吸性変動	CVP（mmHg）
≦21mm	＞50%	0〜5
≦21mm	≦50%	5〜10
＞21mm	≧50%	
＞21mm	＜50%	10〜20

図7　下大静脈像（長軸像）と描出のチェックポイント

IVC：下大静脈，RA：右房，Liver：肝臓.
この症例ではIVC径（⟷）が15 mm前後で呼吸性に50％以上虚脱していることからCVP（中心静脈圧）は0〜5 mmHgと推測される. 図右下のMモード画像は，長軸像の×＋間にカーソルを置いて描出.

3）心窩部アプローチ（図2B③，図7）

前負荷の評価のために，心窩部から下大静脈（inferior vena cava：IVC）を観察しよう．患者を仰臥位にして，腹筋の緊張を和らげるため両膝を立て，プローブは心窩部やや右側で，マーカーが患者頭側に向くようあてる．

エコー図では，IVCが張っている，呼吸性にIVC径が変動，あるいは虚脱しているなど，前負荷の状態が評価できる（**図7**）．長軸像を観察したらプローブを90°回転させ短軸像を描出しよう．通常IVCは楕円形を呈しているが，静脈圧が上がっていればほぼ正円形となる．

心窩部からの観察が困難な場合は，心窩部アプローチとほぼ同じ高さの右肋間からのアプローチでも描出が可能である．ただし心窩部アプローチと直交する角度からの描出であるため，IVC径の計測の際は注意が必要である．

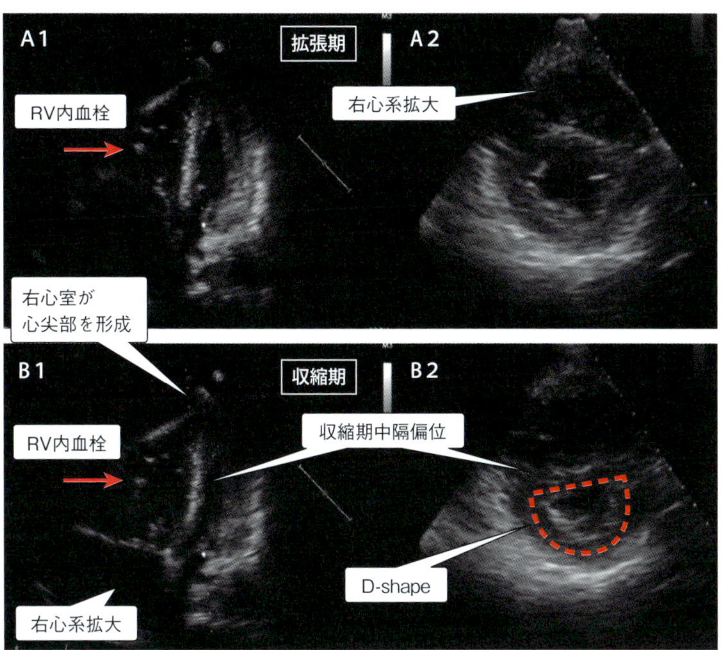

図8　本症例・図1の解説
A1，B1）心尖部左室長軸像．A2，B2）傍胸骨左室短軸像．

症例【解説】

心室と心房のサイズは右心»左心であり，本来左室が形成するはずの心尖部を右室が形成しており，右室の中に小さな高輝度の構造物が見られる（図8 →）．また収縮期に心室中隔が左室側に押しやられている．これはD-shapeと呼ばれる所見で，右室圧の亢進を示唆する（図8 - - -）．

以上の所見から肺動脈塞栓症が強く疑われる．典型的な所見なので見逃さないようにしよう．救急ではここまで評価できれば十分であり，あとは専門医にコンサルトすればよい．以下，本稿では割愛するが，さらに踏み込んだ評価を行う場合は連続波ドプラを用いて三尖弁逆流速度を測定し，ベルヌーイの簡易式を用いて右房－右室圧較差を算出する．この圧較差にCVP（central venous pressure：中心静脈圧）を加えたものが収縮期肺動脈圧となる．

確定診断のためには造影CTが有用ではあるが，この病態で循環虚脱が起こった場合はPCPS（percutaneous cardiopulmonary support：経皮的心肺補助）が必要となることも念頭におかなければならない．

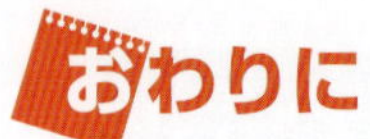

おわりに

心エコーを本当に習得するためには，多くの症例経験と測定評価の基礎を勉強する必要がある．そしてその難解さが心エコーの敷居を高くする1つの要因となっていると考える．

本稿ではその敷居を低くするために小難しい測定や理論の解説を可能な限りそぎ落とし，基本的な描出法と必要最小限の評価法を解説した．救急では多くの場合，細かな評価までは必要としない．あくまで「ざっくり」と循環の評価をすることだけでも，次の一手を考える大きな助けとなるであろう．

参考文献

1) Jensen, M. B., et al.：Transthoracic echocardiography for cardiopulmonary monitoring in intensive care. Eur J Anaesthesiol, 21（9）：700-707, 2004

↑ FATEプロトコール（focus assessed transthoracic echocardiographic protocol）と称される簡易式経胸壁心エコー評価法のメソッドを紹介している．救急やICU領域の心機能ざっくり評価に有用．

2) FATEPROTOCOL Dr. Sloth's FATE Protocol Official Website：http://www.fate-protocol.com/

初級編

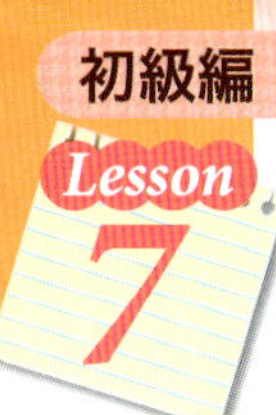

上腹部痛！？ 胆嚢くらいは自分で見たい！

長谷部拓夢

① 腹部エコーの手始めに胆道エコー！
② 腹部エコーは臓器の解剖理解が重要！
③ 胆嚢炎・胆管炎の診断を理解する．新ガイドラインが2013年に発表された
④ sonographic Murphy signやshot gun signなど，特徴的なエコー所見を覚えよう！

はじめに

救急外来を受診する患者のなかで腹痛を訴える患者は多く，重症度や病態が多岐にわたるためできる限り疾患を特定することが重要となる．特に胆膵疾患では早期に重症化する場合もあり，素早い判断が必要である．急性胆管炎・胆嚢炎の診療ガイドラインで急性期のエコー検査はその簡便性や低侵襲性から高く推奨され，専門医のみならず救急担当医も行うことが望まれているため，腹部エコーの技術・知識は救急の現場で有用なツールとなる．本稿ではエコーによる胆道系の検査と評価に焦点を絞り，解説していく．

症例 57歳女性．身長154 cm，体重74 kg．

主　訴：上腹部痛．悪心・嘔吐．

現病歴：夜間就寝時に軽度の右上腹部痛を自覚した．徐々に痛みが増強し数回嘔吐して発熱してきたため受診した．

身体所見：体温39.2℃．眼球結膜には黄疸を指摘できない．右季肋部の自発痛および圧痛を認める．右季肋部を圧迫して吸気させると疼痛が増悪する．

血液検査所見：白血球 16,500 /μL，総ビリルビン 0.7 mg/dL，AST 113 IU/L，ALT 100 IU/L，γ-GTP 128 IU/L，ALP 245 IU/L，LDH 350 IU/L，CRP 3.42 mg/dL．

この症例はMurphy signなどから胆嚢炎が疑われるが，確定診断には画像所見が必要なためエコーなどによる胆嚢の評価が必要である．黄疸はないが，血液検査所見をみると肝機能障害を認め，Charcot3徴（発熱・腹痛・黄疸）のうち2つに加えて白血球数，γ-GTPの上昇を認める点から，実は胆管炎を合併している可能性もある．こんなときこそエコーの出番！ 胆嚢頸部や総胆管内の結石，肝内外の胆管拡張の評価など，診断基準を満たす所見が得られるかもしれないぞ．

1 急性胆嚢炎

1）診断

急性胆嚢炎の診断基準として，臨床徴候（右季肋部痛・圧痛，Murphy sign），炎症所見（発熱，白血球数かCRPの上昇），画像診断の3点が重要となる．臨床所見から胆嚢炎を疑う場合に血液検査をするが，その結果を待つ間にできる検査としてエコーやCTがある．特にエコーでは身体所見と画像所見が同時に得られるリアルタイム性と，救急の現場で簡便にできる点がメリットである．

2）エコーでの胆嚢描出

胆嚢は肝裏面に付着する臓器で，右肋間走査と右肋骨弓下走査の2つのアプローチで描出できるようにしたい（図1）．実際のプローブのあて方は図中のbody markを参考にしてほしい．プローブが骨に当たらないよう注意してあてるだけ

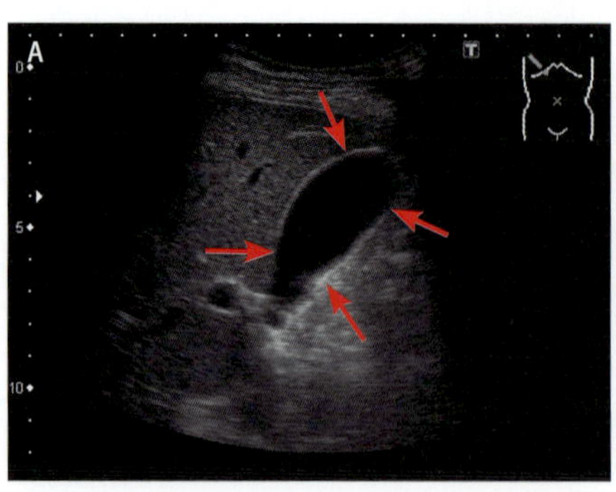

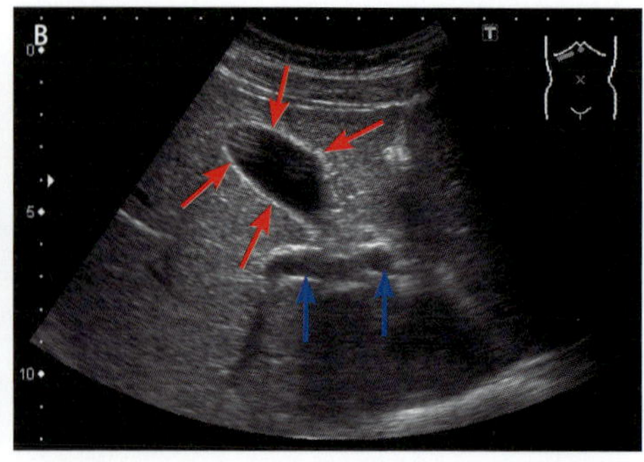

図1　健常者の胆嚢エコー像

A）右肋間走査でとらえた健常者の胆嚢（→）．呼気位で撮影．

B）右肋骨弓下走査でとらえた健常者の胆嚢（→）．吸気位で撮影．胆嚢周囲に肝臓を認め，胆嚢頸部付近に左右門脈（→）が見える．

で胆嚢を画面内にとらえるのは比較的容易である．しかし胆嚢は呼吸に伴って肝臓と同時に移動するので，従命できる患者さんの場合には積極的に臓器の動きをコントロールし，できるだけ胆嚢全体を観察する必要がある．

Point ▶ 呼吸をコントロールして胆嚢を描出！

初学者の傾向として，患者さんにしてもらう呼吸努力が不十分なことがある．胆嚢の描出は，右肋間走査では肺のアーチファクトを減らすため，**呼気**時に描出するときれいに描出できる（図1A）．右肋骨弓下走査では**吸気**時に胆嚢が肋骨弓より下に移動するため，描出が容易になる（図1B）．腹式呼吸を促すことが有効な場合もあるので，“お腹を膨らませて”と指示するといい場面もある．

3）エコーで胆嚢炎を診断する

急性胆嚢炎の所見として，胆嚢壁肥厚や壁構造の乱れがあげられる．正常サイズの目安は長径×短径が80 mm × 30 mm，壁厚は3mmで，特に**短径の増加**や**胆嚢の緊満感**が重要である（図2）．

ところで，身体所見のMurphy signは感度50％程度で陰性でも胆嚢炎を否定できないのに対して，特異度90％程度と陽性であれば胆嚢炎の可能性が高くなる．エコープローブで胆嚢を描出しながら圧迫し疼痛を認めると急性胆嚢炎である可能性が高く，この所見がsonographic Murphy signとして重要な所見である．

Pitfall ▶ 胆嚢の生理的変化を知る！

胆嚢は食事摂取で収縮するため，食事摂取後は壁が層構造を呈して厚さが4～7mmほどに肥厚するときがある．胆嚢壁肥厚だけで早計に判断しないよう注意が必要なため，被験者の食事摂取も把握しておきたい．また，痩せていると体表近くに細長く，太っていると肝下縁に立つように描出され，体型によって変化することも知っていると便利．

4）胆嚢結石の描出

急性胆嚢炎の原因の9割以上は胆嚢結石とされており，エコーで結石を確認できれば診断につながる．

胆嚢結石はその組成によりエコー像がやや異なるが，基本的には高輝度エコーと後方の音響陰影（acoustic shadow）を伴う構造物として描出される（図3）．

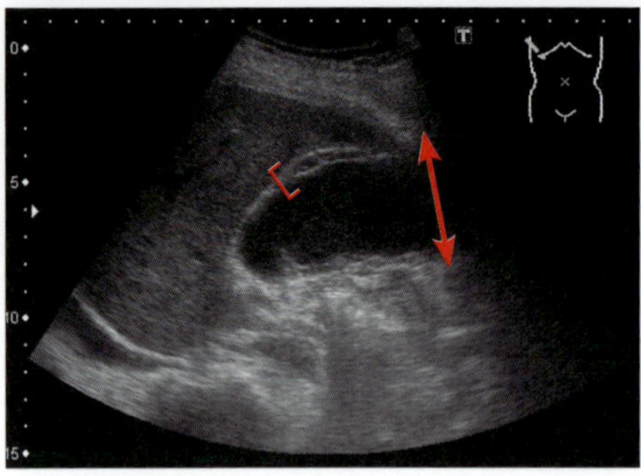

図2　胆嚢炎のエコー像
右肋間走査像．エコー上，胆嚢は短径が45 mm程度と増加している(⟷)．胆嚢壁も6 mm程度で肥厚しており，高，低，高輝度エコーの3層構造が明瞭になっている(［)．この低輝度エコー帯はsonolucent layerと呼ばれ，漿膜下の浮腫を反映している．画像の症例は実は一部胆嚢壁が破裂しており，やや緊満感に欠ける．

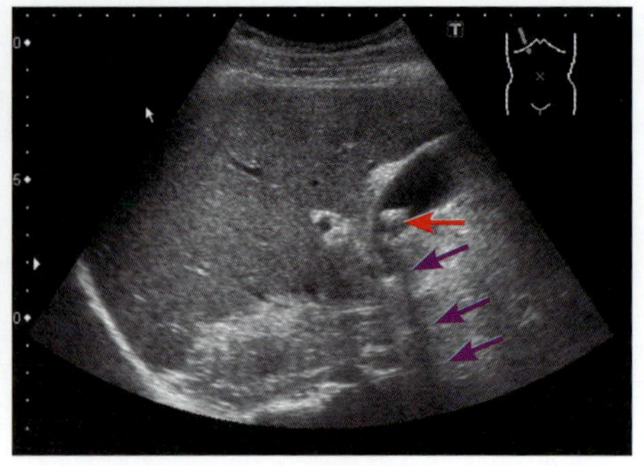

図3　胆石症のエコー像
右肋間走査像．胆嚢内に高輝度エコー（→）と後方のacoustic shadow（→）を認める．画像の症例は胆石を認めるのみで胆嚢炎はきたしていない．

体位変換による可動性があり，小さな結石では隆起性病変との鑑別に役立つ．

胆石症のリスクとして肥満や年齢（50～60歳代）の関与が認められており，診療の参考になる．

5）胆嚢炎の評価

胆嚢炎は重症度により治療の緊急性や内容が異なるため，重症度の判定が重要となる．重症度判定基準は2013年のガイドラインから変更されており，詳細はガイドラインを参照していただきたいが，特にエコーで重要な所見は胆嚢周囲膿瘍や肝膿瘍の形成で，これがあれば中等症以上といえる．

専門科にコンサルトするときに評価できていれば，大きな助けになることは間違いない．

2 急性胆管炎

1）診断

急性胆管炎はCharcot3徴（発熱，腹痛，黄疸）を基盤として血液所見や画像所見からの総合的な判断が必要で，エコーの役割は胆汁うっ滞や胆石の証拠をとらえることである．胆管を観察するためには肝内も広範囲に見ることになり走査範囲が広がってしまうが，ここが頑張りどころと思う．

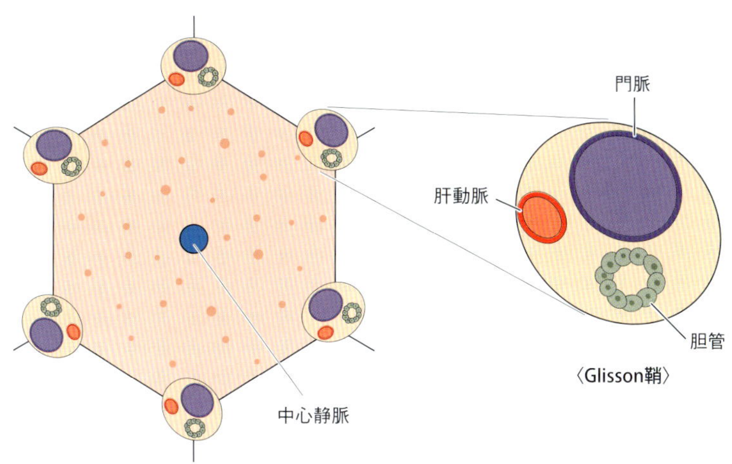

図4　Glisson 鞘
6角形の肝小葉があり，6角形を構成する点がGlisson鞘である．内部の拡大像を見ると門脈，肝動脈，胆管が結合組織で囲まれている．肝小葉の中心には肝静脈につながる中心静脈があり，周囲に結合組織は少ない．

胆管は門脈・動脈とともにGlisson鞘を形成しているため（図4），**胆管は必ず門脈の隣にある**ことを意識して，門脈から胆管を見つけるようにする．これは肝臓内で門脈が比較的容易に描出できるのに対して，胆管は描出しにくいためだ（図5）．

2）胆汁うっ滞所見のとらえ方

胆管正常径は肝外胆管7mm以下，左右肝管3mm以下，肝内胆管1mm以下とされている．これらの管腔構造に拡張を認めれば胆汁うっ滞の一所見になる．肝外胆管は肝門部で門脈の腹側に認めるが，肝内胆管は健常者では観察は困難である（図6）．胆管拡張があれば門脈と並走する2本の管腔が見えるようになり，門脈や動脈との鑑別に迷う場合はドプラ信号の有無が有用である（図7）．

Pitfall ▶ 胆管の生理的変化を知る！

胆嚢摘出後に胆管拡張を示すことがある．総胆管で10 mm程度は生理的範囲と言われ，胆管拡張所見に驚いて診断するのでなく，身体所見・血液所見も併せて総合的に判断できるようにしておきたい．

A）心窩部横走査

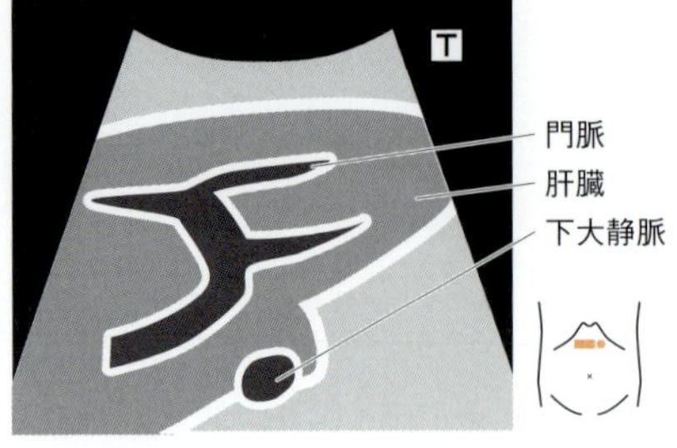

B）右肋骨弓下走査

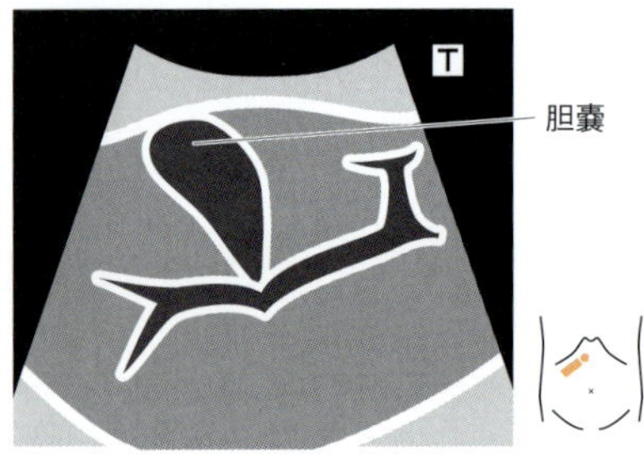

C）右肋間走査

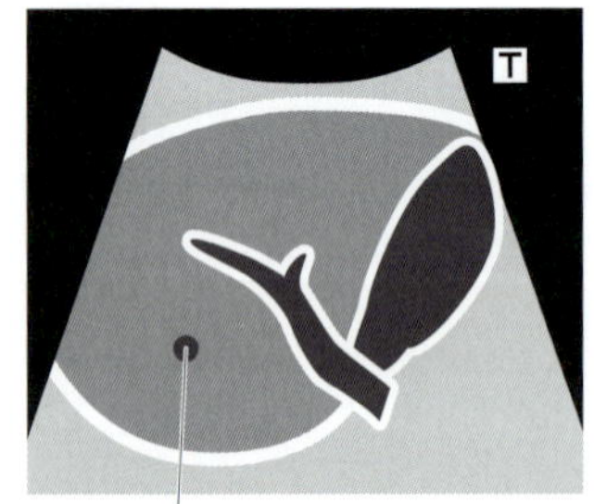

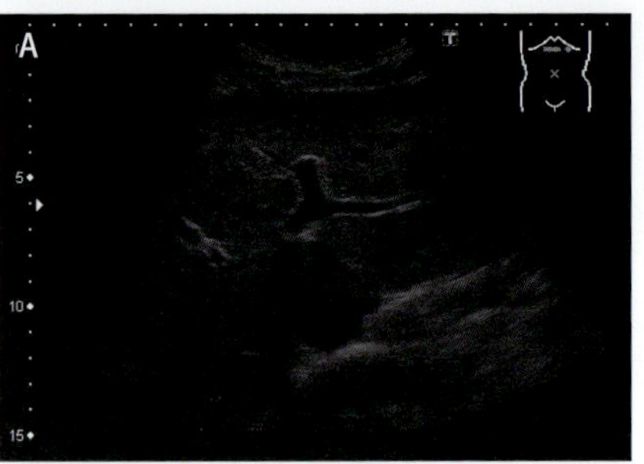

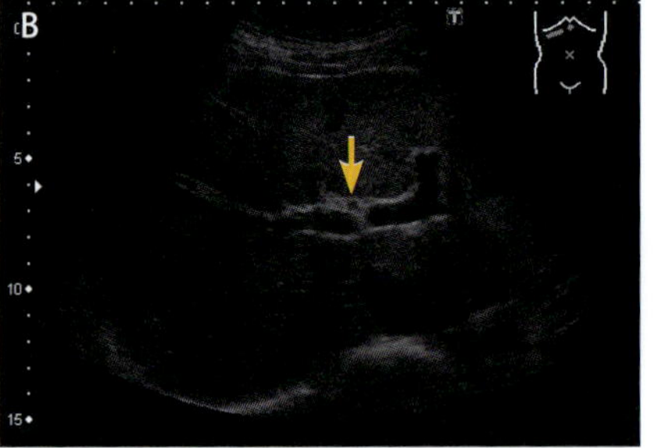

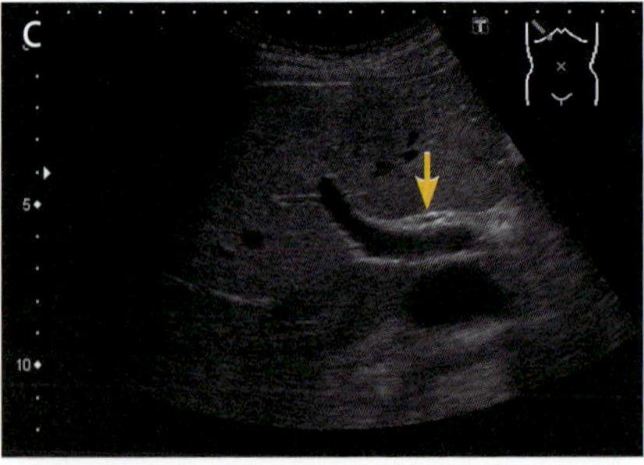

図5　門脈エコー像図解

門脈は結合組織で囲まれているため，基本的に肝との境界は**高輝度エコー（白色）**となる．対して肝静脈は結合組織がなく，門脈のような輝度変化が少ないため鑑別の助けになる．

A）心窩部横走査で，肝臓内を腹側（画面上）に向けて走行し分岐した，“エ”のような形態の門脈が見える．背側（画面下）には下大静脈が見られる．

B）右肋骨弓下走査では左右に走行する門脈と，その分岐部付近から腹側（画面上）に胆嚢を認める．

C）前腋窩線くらいからあてた右肋間走査では，頭腹側（画面左上）に向かって走る門脈が見える．胆嚢は肝裏面（画面右）に見える．画面左下には境界線が比較的不明瞭な肝静脈の輪切り像が見える．

図6　健常者での門脈と胆管のエコー像

同一平面に門脈や胆嚢をきれいにそろえるのは難しいことが多く，実際にやってみると**図5**のようにきれいな描出は難しいが，イメージを頭に入れておけば描出も比較的簡単にできるはずである．

A）心窩部横走査．末梢の肝内胆管は視認できない．

B）右肋骨弓下走査．左右門脈の分岐部腹側に細い胆管（→）が見える．少し足側を走査すると胆嚢も観察できる．

C）右肋間走査．門脈の腹側に細く胆管（→）を認める．扇をあおぐようにプローブの角度を変えると，胆嚢も観察できる．

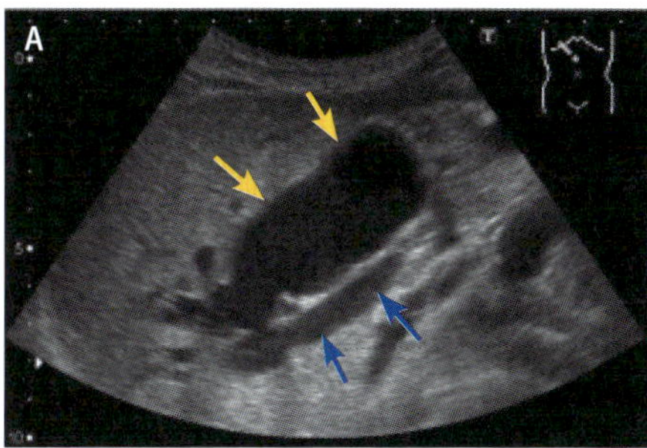

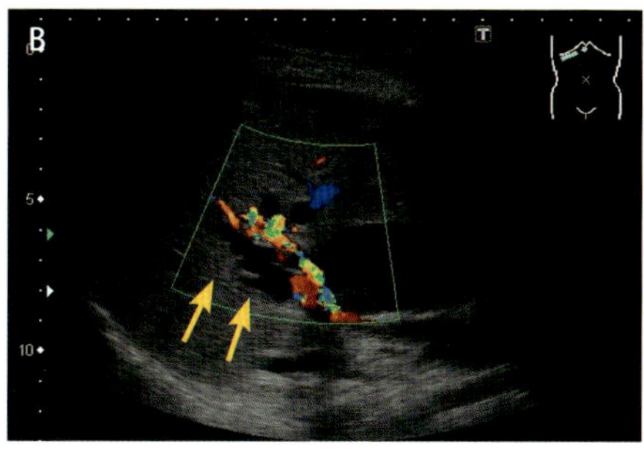

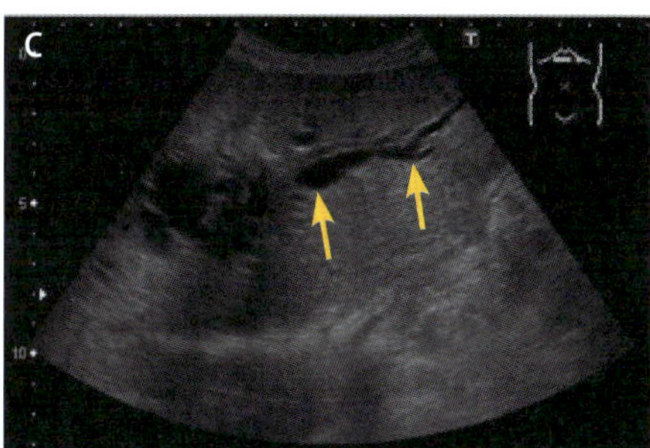

図7　胆管炎のエコー像

A）胆嚢摘出後で黄疸・肝機能障害を認めた症例の右肋間走査像．門脈（→）の腹側に著明に拡張した胆管を認める（→）．
B）同一症例の右肋間走査，ドプラ像．肝門部で動脈や門脈にはシグナルを認めるが，胆管にはシグナルを認めない（→）．
C）同一症例の心窩部横走査による肝左葉エコー像．拡張して蛇行する胆管を認める（→）．門脈との鑑別が難しい場合はドプラ画像で評価するとよい．

Point ▶ 特徴的な所見名で記憶する！

肝門部胆管の拡張には“セブンイレブン”ルールがある．7mm以下は正常で11 mm以上であれば肝外胆管閉塞を強く疑うという意味で，診断の助けになる．面白い所見名はいくつかあり，肝門部胆管の拡張所見で門脈と伴走する様子が二連銃を連想させることからshot gun signとも言う．

3）胆管結石の描出

急性胆管炎の原因は胆管結石の場合が多く，結石の所見に注意してエコーを行うことが必要である．胆管結石は胆嚢結石と同様に高輝度エコーと後方のacoustic shadowが特徴で，肝門部では門脈と並走し，下部では膵頭部に合流する胆管を検索する．下部胆管では腹側に腸管が重なることがあり，描出が困難な場合もあるので，エコーで見えにくい場合はCTなど他の方法で検索する必要がある．

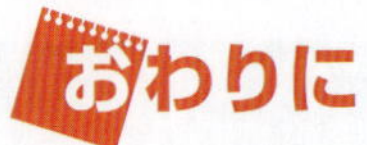

おわりに

腹部エコーはその走査範囲の広さからか，敬遠されがちな印象がある．しかし，観察のポイントを押さえれば比較的容易に，しかも低侵襲に検査できる．検査技師さんに任せっきりになってしまうところも多いが，ぜひ医師も積極的にエコーを患者さんにあてるようにしてみよう！ きっと，腹痛の患者さんを少しでも早く診断できるようになるはずだ．

参考文献

1）「腹部超音波テキスト」（日本超音波検査学会/監修），医歯薬出版，2002
↑腹部エコーに必要な知識が書かれた本で持っておきたい．

2）「–TG13新基準掲載–急性胆管炎・胆嚢炎診療ガイドライン2013」（急性胆管炎・胆嚢炎診療ガイドライン改訂出版委員会ほか/編），医学図書出版，2013
↑胆管炎，胆嚢炎の診療に必要な情報が記載されており，持っていて損はない．最新版．

3）T. Takada, et al.：TG13：Updated Tokyo Guidelines for acute cholangitis and acute cholecystitis．J Hepatobiliary Pancreat Sci．20（1），2013
↑ガイドラインの英語バージョン．無料でダウンロードできる
（http://link.springer.com/journal/534/20/1/）

初級編

Lesson 8 たかがアッペ，されどアッペ…これが見えたら虫垂炎！

野津　司

① 盲腸をまず同定し，そこからはじまる管腔構造物を探そう
② 蠕動が見られればそれは回腸であり，虫垂基部はそこから2～3cm尾側にある
③ 虫垂の径が6mmを超えて，圧迫してもつぶれないときには，アッペを考える

はじめに

アッペは，誰もが知っている疾患であるが，十分研修を積んだ消化器内科医であっても，救急の現場で正確に診断することが困難な場合もしばしばある．エコーはいつでも誰でもできる診断手技であり，習熟すれば，虫垂炎を含めた腹部救急疾患の鑑別に大きな力となる．ぜひともこの手技を身につけよう．

1 まずはおさらい

虫垂の解剖を見てみよう．虫垂は回盲弁より2～3cm尾側の盲腸後壁に基部をもつ．走行にはバリエーションがあり，図1のA～Eのように分類すると，それぞれの頻度は報告によってまちまちである．盲腸の裏側（E），回腸の裏側（D），骨盤内に深く入り込むように存在する場合（Bの一部）はhidden positionと呼ばれ，当然アッペの典型的な症候は呈さない．しばしば穿孔を起こし，腹膜炎となってはじめて診断されるタイプはこのような症例である．

典型的には，臍周辺あるいは心窩部痛で始まり，その後右下腹部に痛みが移動する．多くの症例で悪心を伴うが，実際に吐くことは希である．特に嘔吐が腹痛に先行した場合は，アッペ以外の疾患を第一に考えるべきである．今でも**アッペの診断は，病歴聴取と身体診察が極めて重要である**ことを強調しておく．

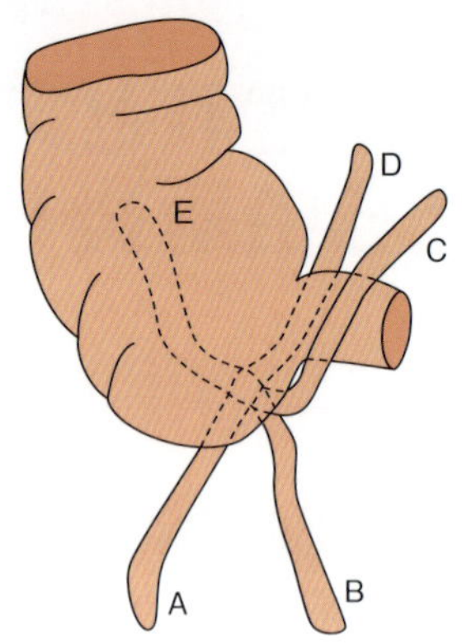

図1　虫垂と周囲臓器の関係
A～Eは走行のバリエーションを示す.

2 アッペの画像診断

よく用いられるのはエコーとCTである．アッペの診断に関しては，CTが感度，特異度ともエコーより良好である．ちなみにCTの感度0.94，特異度0.95に対して，エコーはそれぞれ0.86，0.81と報告されている[1)]．また他の報告によれば，病歴や身体所見でアッペの疑いが強い症例では，エコーの検査所見が陰性でも偽陰性率が高くアッペは除外できないという（陽性適中率は97.6％だが陰性適中率は59.5％）[2)]．しかしCTでは被ばくの問題や，夜間は撮像できないというようなこともあるだろう．この点エコーはいつでも施行可能で，被検者と話をしながら検査ができるので，プローブで腹部を圧迫することによる圧痛点の確認と，その部位に一致した臓器の状態を，ピンポイントでリアルタイムに観察することができる．身体所見をとるのと同じような感覚でエコーが行えるようになると，アッペを含む腹部救急疾患の診断能は格段に上昇するだろう．上述したような制限があるが，それを理解したうえで，アッペをエコーで診断してみよう．

3 検査の実際

健常者では虫垂を描出するのは一般に困難である．つまり虫垂の描出は，実際の症例で試し，習得する必要がある．アッペを疑う症例では積極的にエコーを行い，その描出を試みてみよう．

まずは，腹部エコーで通常使われる，コンベックス型のプローブを使用して虫垂の同定を試みる（機械によっては，設定をabdomenに切り替えると，このプローブが使用可能になる）．痩せている人や，特に回盲部を精査する場合には，

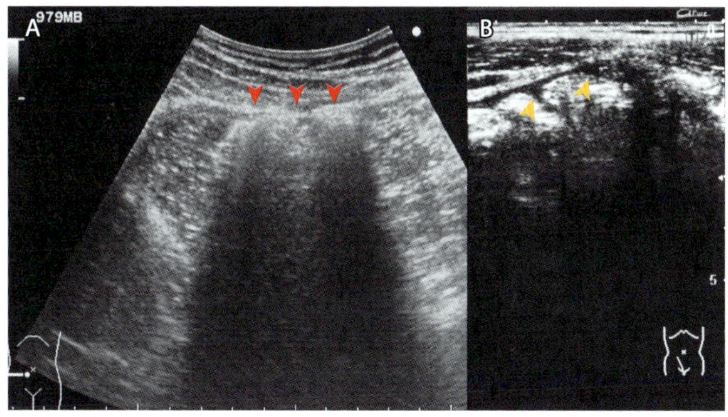

図2　上行結腸の横断像（A）と縦断像（B）
A）➤：上行結腸，B）➤：上行結腸のハウストラ．

解像度が高い高周波数リニア型プローブに持ち替えてスキャンするとよい．

はじめに上行結腸，盲腸を同定する．プローブを横向きにして右腹をスキャンして，上行結腸の横断像を得る（図2A：腸管内のガス像で同定）．これが見えたら，今度はこの部位で縦断像が描出されるように，プローブを縦方向に回転させてみる．条件がよいとハウストラも確認できる（図2B）．そのまま，プローブを尾側にずらしていくと，腸管が観察されなくなる．ここが盲腸ということになる．盲腸が同定できたら再び横断面とし，プローブを頭側方向にずらして，盲腸近傍に管腔構造（短軸であれば円形に見える）が描出されれば，それは回腸か虫垂である可能性が高い．次にこの管腔構造物の長軸がスキャンできるようにプローブを回転させ，これが盲腸に連続しているのが確認されれば，それは確実に回腸か虫垂である．回腸はよく見ると蠕動運動が確認されるし，プローブで圧迫すると容易につぶれる．虫垂は回盲弁の尾側にあるので，回腸末端が同定できれば，そこから尾側にプローブをずらしてスキャンしていくと，虫垂基部が同定できるはずである．

腸管ガスのためにスキャンできないときは，プローブの圧迫や体位変換によって，ガスの移動を試みる．空気は体位によって高い方向に移動するが，虫垂の走行は個々人で大きく異なるので，試行錯誤して症例ごとに見やすい体位を見つけよう．普段の腹部エコーよりプローブは強めに圧迫してスキャンした方が，虫垂は確認されやすい．このような方法でも描出不能であれば，エコー検査の限界と考えて，CTなどほかの検査で診断を試みよう．

4 アッペのエコー所見

一般的に正常虫垂を描出するのは困難であるから，疑わしい腹痛がありエコーで虫垂が描出されれば，アッペを疑おう．具体的には虫垂の直径が6mmを超えると明らかな異常としている報告が多い．また加えて，プローブで圧迫してつぶれないことも重要な所見である（プローブでの圧迫により強い痛みが誘発されるなら，それ以上強く圧迫しないこと．圧迫によって虫垂が破裂する可能性は低いが，検査に集中するあまり患者の状態観察をおろそかにしてはいけない．腹部触診の圧迫の強さを参考に，プローブを押しあてる感覚でスキャンする）．高周波数リニア型プローブを使用すると，虫垂壁は層構造として描出され，炎症が進行すると，壁厚の増加とともに，これが不明瞭となる．また，虫垂の閉塞の原因として，糞石を認めることもある．炎症が盲腸，上行結腸，回腸に及べば，浮腫により腸管壁厚が増加し，低エコー部位として認められる．さらに炎症が進めば，腹水や膿瘍を形成するので，これらも低エコー域として描出できる．

実際に症例を呈示する．

症例 【症例1・2】

腫脹した虫垂が明確に描出されている（図3，4）．

【症例3】

虫垂内に糞石を認める（図5）．

【症例4】

腫脹した虫垂と周囲に膿瘍を認める（図6）．

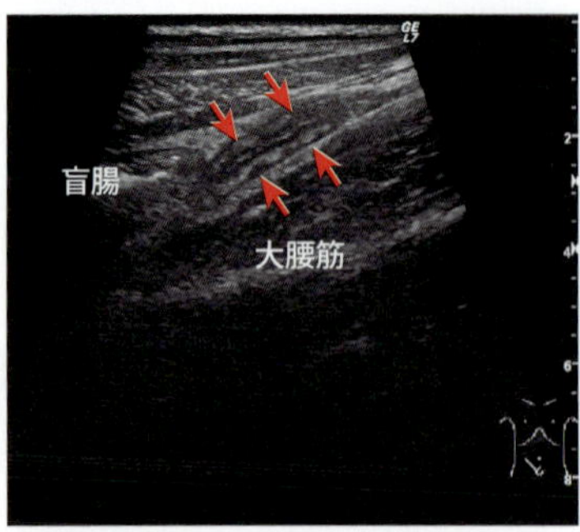

図3　症例1：腫脹した虫垂

大腰筋の腹側に，腫脹した虫垂（→，10 mm径，長軸像）が走行している．

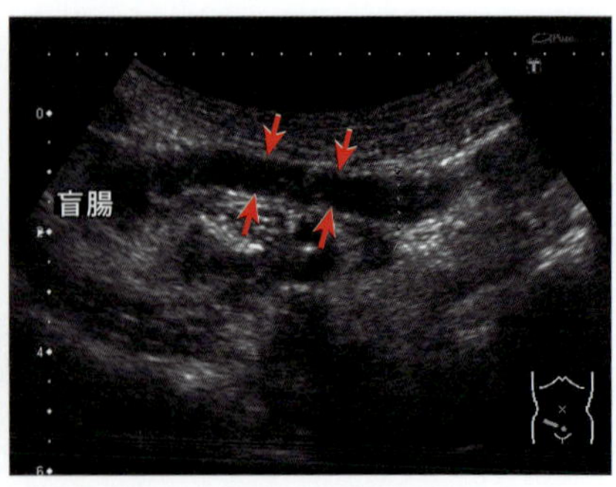

図4　症例2：腫脹した虫垂

盲腸から連続する腫脹虫垂（→，10 mm径，長軸像）．

【症例5・6】

高周波数リニアスキャンでは虫垂壁の層構造が確認できる．炎症の程度が低いと，層構造は明瞭だが（図7），炎症が高度になると層構造は不明瞭となる（図8）．

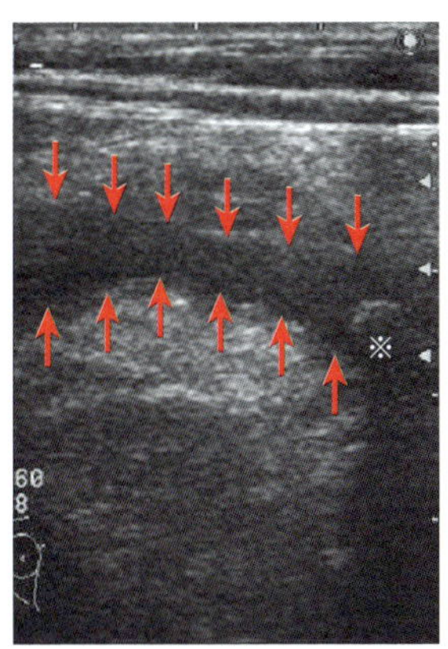

図5　症例3：糞石を認める虫垂

虫垂管腔内（➡，長軸像）に音響陰影を引く糞石（※）を認める．

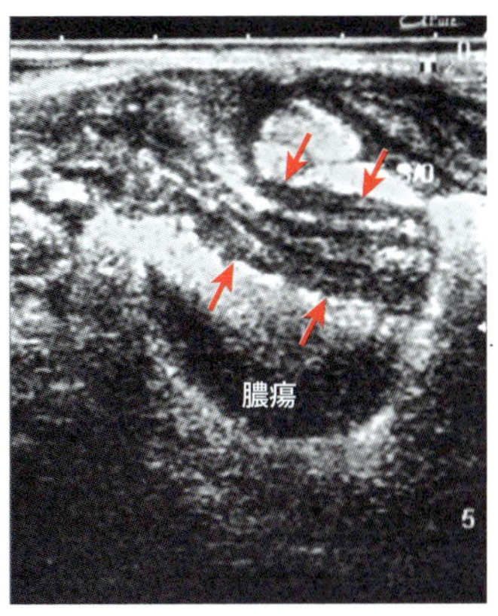

図6　症例4：腫脹した虫垂と周囲の膿瘍

高度に腫脹した虫垂（➡）と周囲の膿瘍が低エコー域として認められている．

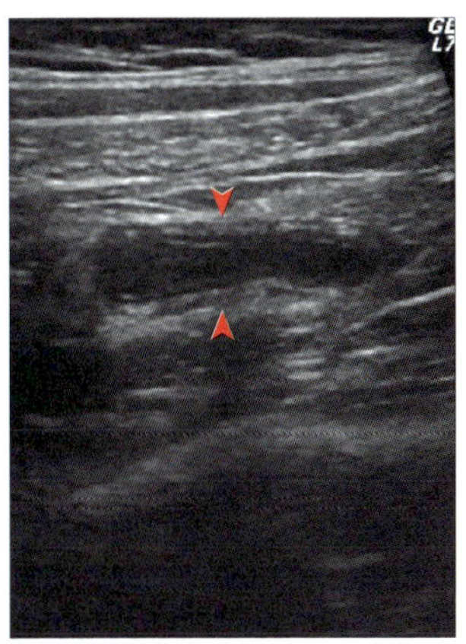

図7　症例5：層構造が保たれている腫脹虫垂

虫垂は腫脹しているが，層構造は保たれている（➤）．

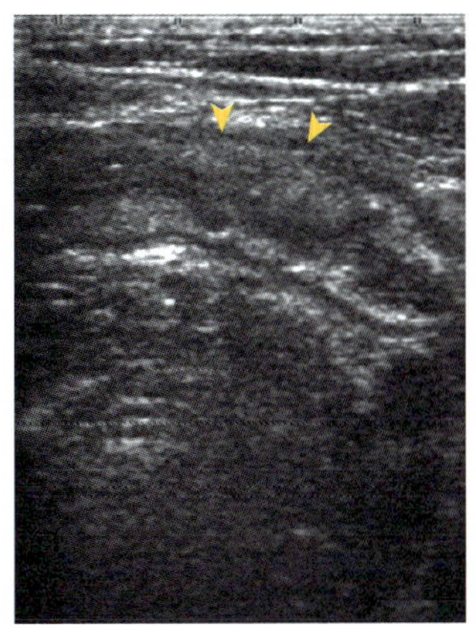

図8　症例6：層構造が不明瞭な腫脹虫垂

炎症が高度になると，虫垂壁の層構造は不明瞭となる（➤）．

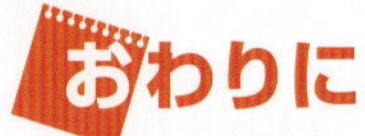

おわりに

アッペのエコー診断は簡単ではない．特に研修医にとってはとっつきにくいかもしれない．しかし，これを機会に，消化管病変もエコー診断の対象となることを理解してもらいたい．とにかく腹痛患者にはエコーをやる習慣をつけておこう．そうすることがエコー上達の第一歩である．

謝　辞

症例を提供していただいた，黒澤病院内科・首藤龍人先生，士別市立病院内科・山田政孝先生，臨床検査室室長・高橋光一様に深謝いたします．

文　献

1) Terasawa, T., et al.：Systematic review: computed tomography and ultrasonography to detect acute appendicitis in adults and adolescents. Ann Intern Med, 141：537-546, 2004
2) Orr, R. K., et al.：Ultrasonography to evaluate adults for appendicitis: decision making based on meta-analysis and probabilistic reasoning. Acad Emerg Med, 2：644-650, 1995

初級編

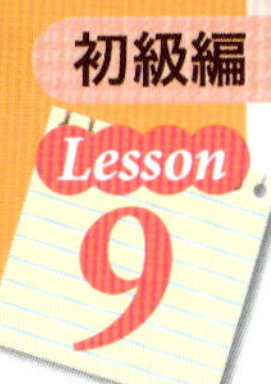

血液ガスがなかなかとれない…
大腿をブスブス刺さずにエコーで見よう

下出典子

① 難しく考えずにとりあえずエコープローブをあててみよう！
② 静脈？ 動脈？ どのレベルで穿刺するの？
　＝解剖も大事です！ 鼠径溝，鼠径靭帯，大腿動脈の位置関係を理解しておこう
③ カラードプラも使ってみよう！
④ 慣れてきたら，深さも確認してみよう！

はじめに

動脈血採血は，救急外来に搬送された患者の全身状態を把握できる検査の1つ．動脈血ガス分析，酸塩基平衡，電解質異常，貧血の程度，血糖値など得られる情報量は非常に多い．迅速に採血して，病態把握，診断，治療へと進めていきたい．しかし，救急外来にはさまざまな患者が搬送される．例えば，肥満，低血圧，外傷，熱傷．このような患者に対し，どのようにアプローチしていけばよいのだろうか？

症例 48歳女性．身長160 cm，体重95 kg．慢性閉塞性呼吸不全の増悪にて緊急搬送となった．努力呼吸を呈しているが，気管挿管が必要かどうか全身状態の把握のために動脈血採血をしたい．しかし，BMI 37と肥満があり橈骨動脈穿刺は自信がない．大腿動脈穿刺をトライしようと思ったが，肥満による腹部膨満と頻呼吸による体動のため，鼠径靭帯の確認，大腿動脈の触知が上手くできない．

1 大腿動脈の走行

大腿動脈は，図1のように恥骨結節と上前腸骨棘を結ぶ鼠径靭帯のほぼ中間に存在する．内側から外側に大腿静脈（vein），大腿動脈（artery），大腿神経（nerve）

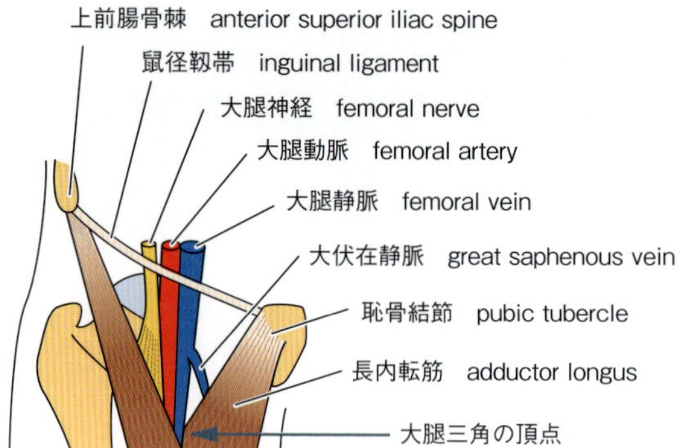

図1　大腿三角
文献1より引用.

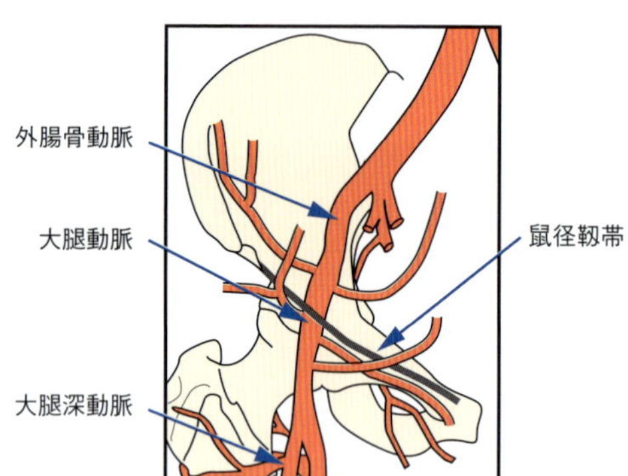

図2　鼠径靱帯付近の大腿動脈の走行
文献1より作成.

の順に並んでいる.

図2に鼠径靱帯付近での大腿動脈の走行を示す. 体表のランドマークである鼠径溝（皮膚のしわ部分＝いわゆるビキニライン？）は鼠径靱帯よりも2〜3横指, 末梢側に位置している（両者の違いをしっかり意識しよう！）. 腹腔穿刺を回避するために鼠径溝より遠位で穿刺すると, 大腿深動脈穿刺となりやすく, 穿刺針を頭側に向けて穿刺すると外腸骨動脈穿刺となりやすい.

2 大腿動脈穿刺の準備

図3Aのようにリニア型プローブを準備する. 図3BのようにiLOOK（SonoSite社製, 日本Covidien株式会社販売）などの血管穿刺用の携帯型エコーであれば, スイッチを入れるだけで条件設定は必要ないが, 心臓エコー, 腹部エコーなどの

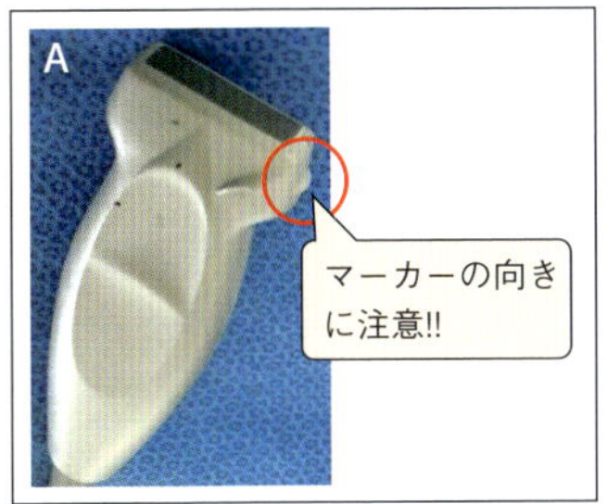

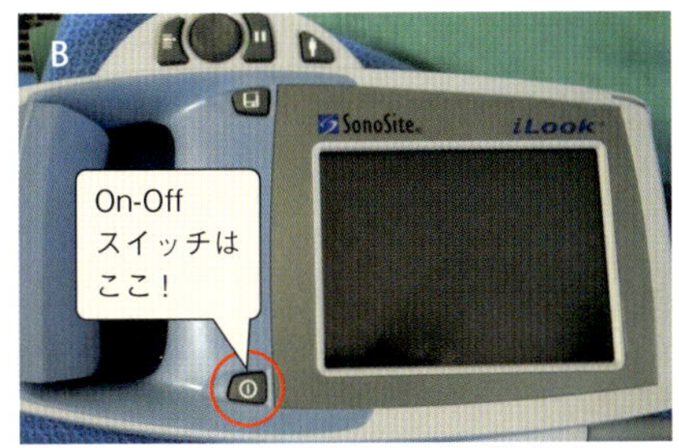

図3　使用するプローブと携帯型エコー

ハイエンドな機械の場合にはvascularに設定する．

可能であれば，患者の体位は仰臥位，股関節を伸展外旋させる．鼠径靭帯直下の大腿動脈の拍動を触知する．

2 大腿動脈の描出

1）まずは鼠径靭帯レベルから

プローブは患者の体軸に対して垂直方向，皮膚に対しても垂直に立てた状態で操作する．

Point ▶ 動脈か？ 静脈か？ の見分け方

エコーの断層写真だけでは，どちらが動脈かわからないことがしばしばある（図4A）．図4Bのように，プローブのビームが患者の頭側に向かうようにプローブを尾側に少し傾けてみよう．カラードプラではプローブの方へ向かってくる血流（動脈）は暖色（赤色），プローブから遠ざかる血流（静脈）は寒色（青色）に見えるはずだ．それでもわからなければ，プローブで軽く圧迫してみよう．図4Cのように圧迫したときに血管径が狭小化する（虚脱する）のが静脈だ．また，血圧が正常であれば，拍動するように見えるのが動脈だ．

2）鼠径溝レベルでは？

鼠径靭帯レベルからほんのわずか2横指尾側にずれただけで，図5のように見え，この被検者（筆者であるが）は大腿動脈，大腿深動脈に分岐していることがわかる．

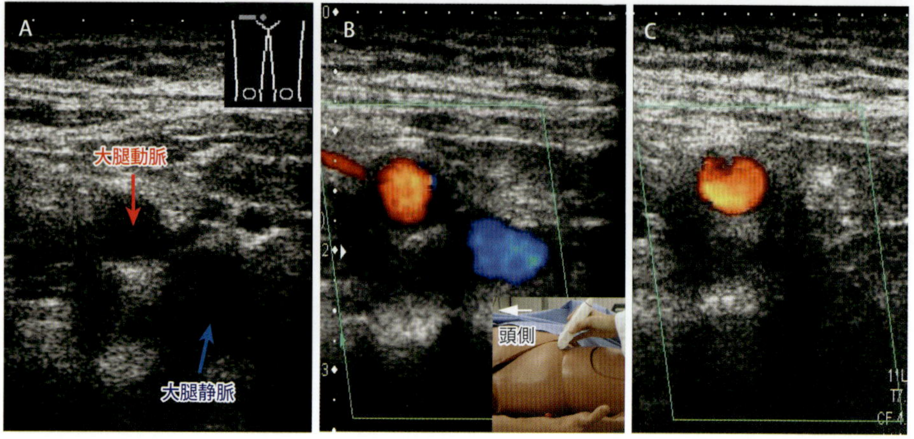

図4　右側鼠径靱帯レベルでの大腿動脈・静脈
A）鼠径靱帯レベルでは，内側から静脈，動脈と並んでいる．
B）カラードプラではプローブの向きに注意し，動脈を赤色で，静脈を青色で描写する．
C）軽い圧迫によって，静脈が虚脱している．

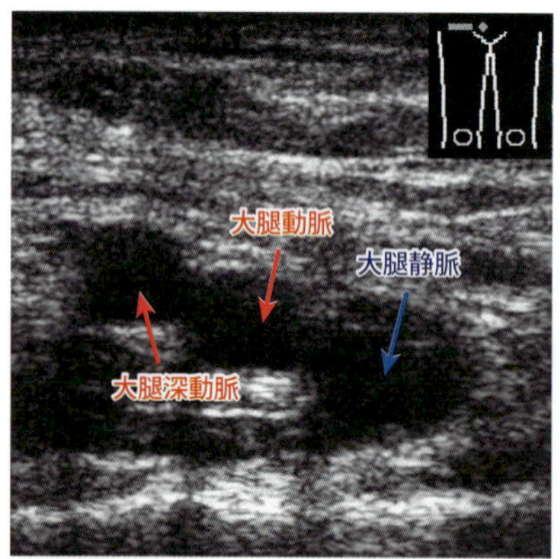

図5　右側鼠径溝レベルでのエコー画像

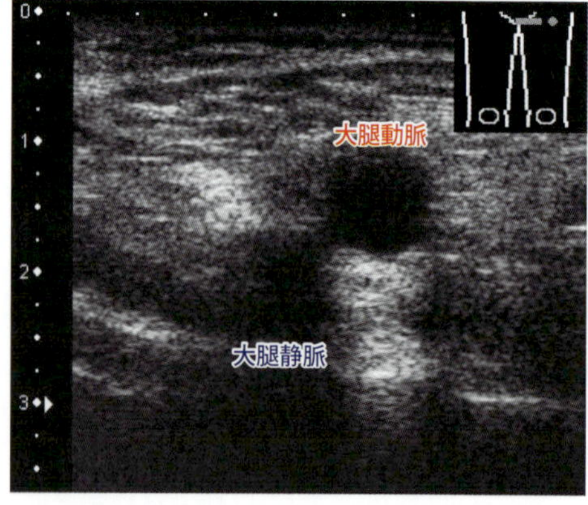

図6　左側鼠径靱帯レベルでのエコー画像

3）左側も見てみよう（鼠径靱帯レベル）

図6のように，画面の右側が患者の外側となり，内側から静脈，動脈と並んでいるのがわかる．

Point ▶ 皮膚から動脈・静脈までの距離を確認しよう！

少し目が慣れてきたら，**図6**の左側に表示されている深度も確認しよう．皮膚から静脈までの距離は約1.8 cm，動脈までは約1cm．穿刺針の選択と刺入する深さが確認できる．

4 大腿動脈の穿刺

エコーにて挿入部位，挿入方向，深さなどの情報が得られたら穿刺してみよう．図7Aのように，プローブは皮膚と垂直，針の角度は皮膚に対して60°，画像の中央に大腿動脈が描出されている状態で，プローブの中央に穿刺針を置きゆっくりと進めていこう．図7Bのように針先を描出しながら進めていくと，血管の真上に穿刺針がのって，図7Cのように血管が変形する．ここで手首のスナップを使って，血管内に穿刺針を進める．穿刺成功だ！

Pitfall ▶ 針先は細かく，ゆっくり動かそう！

針先のエコーの画像が**図7B，C**のようには見えない場合，どうしたらよいだろうか？ 針先を細かく動かすと周囲の皮下組織が動く．この動きを確認しながらゆっくり進めていこう．わからないからといってプローブや針先を大きく動かすのは穿刺部位が変わってしまうこともあり危険である．細かく，ゆっくり動かすことを覚えておこう．

Point ▶ 三方活栓を用いて針先のずれをなくそう！

大腿動脈穿刺による動脈血サンプル採取は，血液ガス分析だけでなく血液一般，生化学検査なども同時に行う場合が多い．この場合，10 cc程度の採血量が必要である．エコーを用いて穿刺できたのに，シリンジに持ち替えたときに針先が動いてしまうと悲しい．図8Aのように，三方活栓を用いてシリンジをつけた状態で穿刺し，穿刺できたらプローブを持っていた手で図8Bのようにシリンジを固定し採血すると，針先が動かずに採血できる．

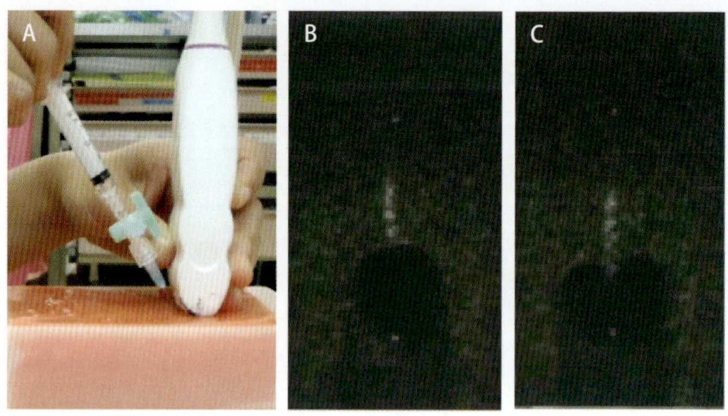

図7　プローブと穿刺針の関係と穿刺針のエコー画像

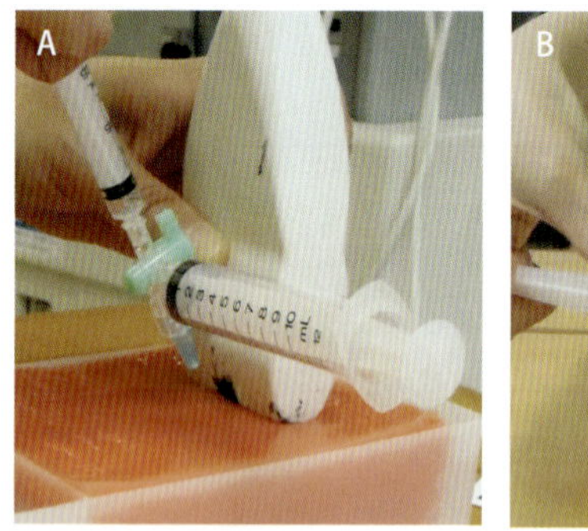

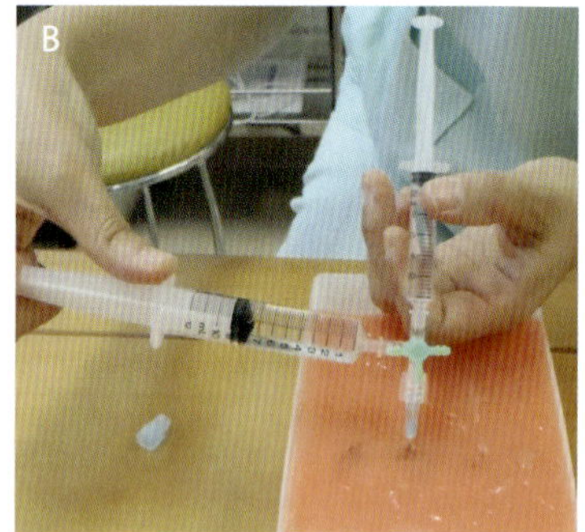

図8　採血の実際

症例【続き】

この症例，実際にあった報告[2)]を少し脚色したものである．続きをどうぞ．

＊　＊　＊　＊　＊　＊　＊

エコーを使用せずに，大腿を何度か穿刺してやっと採血成功，患者管理を開始した．72時間後，患者は急激な腹痛と嘔吐を訴え，腹部は緊満，筋性防御，腹部X線で腹腔内free air，CTでは骨盤内スペースに液体貯留を認めた．診断は，無症状の鼠径ヘルニアに対し，大腿動脈頻回穿刺に伴い小腸に5 mmの穿孔が…．緊急で小腸部分切除となってしまった．

Point ▶大腿動脈穿刺に伴う合併症にはどんなものがある？

この症例のような消化管穿孔は非常に稀であるが，刺入部の出血や血腫，仮性動脈瘤，神経損傷，静脈損傷や感染などが報告されている．穿刺後には圧迫止血が必要だ．血液ガスを採取した後は，少なくとも５分は刺入部を圧迫し止血を確認しよう．圧迫しすぎて阻血になっていないか指先の色も確認が必要だ．また，鼠径部が近いのだから，清潔操作を心がけよう．

まとめ

動脈血採血は患者管理に必要な情報をわれわれに与えてくれる．しかし合併症は0ではない．日頃からプローブを持つようにしておけば，大腿動脈穿刺は決して難しい手技ではない．この手技は緊急心肺蘇生時に用いられる経皮的心肺補助（percutaneous cardiopulmonary support：PCPS）をアクセスする場合にも有用である．大腿動脈から送血管，大腿静脈から脱血管を挿入する．心肺停止時には大腿動脈は触知不可能である．いざというときに必ず役に立つ大腿エコー，練習してみよう．

文　献

1）「臨床のための解剖学」（Moore, K. L. & Dally, A. F. / 著，佐藤達夫，坂井建雄 / 監訳），pp.586-591，メディカル・サイエンス・インターナショナル，2008
↑その名の通り，臨床に必要な解剖を教えてくれる．ぶ厚い教科書なので読むのは大変だが，必要な手技の前に読むと勉強になる．

2）Ara, C., et al.：Small bowel perforation after drawing a blood sample in the femoral artery：a case report. Turkish Journal of Trauma & Emergency Surgery, 16（3）：275-276, 2010

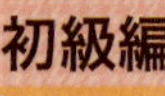

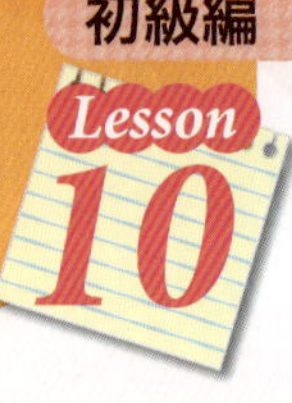

尿路感染？石と水腎症はとりあえずエコーでチェックしておこう！

岩永　航，野崎浩司

① 尿路感染症を疑うのなら尿検査だけでは不十分．必ずエコーをしよう！
② エコーを見て水腎症の分類もできるようになろう！
③ 閉塞性尿路感染症は緊急度が高い！ 早期診断・治療で敗血症性ショックを回避しよう！

はじめに

救急外来で尿路感染症や急性腎不全を疑うときに，腎臓や尿管，膀胱を自分の手でエコーをあてて診断できるようになることが本稿の最大の目的である．

尿路感染症は敗血症に陥りやすいうえに，閉塞機転がある場合は緊急処置が必要とされるため，必ずエコーやCTで腎後性を否定しなければならない．閉塞機転がすみやかに解除されない場合は，以下で示す症例のように短時間でショック状態に陥るため，「画像検査は明日でよいか…」と軽く考えてはいけない．

たとえ夜中でも，すぐに自分でエコーをあてて水腎症や尿管結石などを確認・評価できるようになろう．

症例 施設に入所中の80歳女性．脳梗塞後の片麻痺があり，ほとんど寝たきり状態．朝からの発熱を主訴に職員に連れられて救急外来を受診した．

来院時バイタル：血圧 95/54 mmHg，脈拍 105回/分，SpO_2 96％（室内気），呼吸数 24回/分，体温 38.5℃．診察上，腰背部叩打痛ははっきりせず．

採　血：WBC 17,500 /μL，CRP 15 g/dLと炎症所見の上昇を認めた．

尿沈査：細菌 3＋，白血球 3＋．

尿グラム染色：大腸菌様GNR（グラム陰性桿菌）貪食像あり．

夜間の救急外来で研修医A君は上記の検査所見から，発熱の原因を「尿路感染症」と診断し，患者は入院となった．その後，病棟から「先ほど入院した患者が血圧60台でショック状態です！」と連絡があり，A君はすぐに病棟へ上がり輸液の全開投与を行いながら上級医へ連絡した．来院した上級医B医師から「エコーの結果はどうだった？」と聞かれて，研修医A君は行っていなかったことを伝えた後，すぐにエコーをあててみた．すると右腎臓に著明な水腎症を認めており，尿管を追っていくと15 mm大の尿管結石も認めた．すぐに泌尿器科へ連絡し，緊急でダブルＪステント留置術を行った後，全身管理目的で重症病棟での管理となった．

今回の症例で研修医A君の最大の反省点は，バイタルサインや血液検査値からはSIRS（systemic inflammatory response syndrome：全身性炎症反応症候群）診断基準4項目をすべて満たしている重症患者であるにもかかわらず，複雑性尿路感染症のチェックをしなかったことだった．腎後性の閉塞機転がある場合はすぐに解除しないと，いくら抗菌薬や輸液を行っても悪化してしまう．結石と水腎症はベッドサイドでエコーをあてるだけで評価できることが多いので，面倒くさがらずに必ず自分で行う習慣にしよう．では，「実際にエコーをあててどのように尿路系を見ていけばよいのか」，一緒に確認していこう．

1 腎臓の解剖

まずは簡単な泌尿器系の解剖を示す（図1）．復習と思って目を通してほしい．尿管結石の嵌頓しやすい場所は覚えているだろうか？

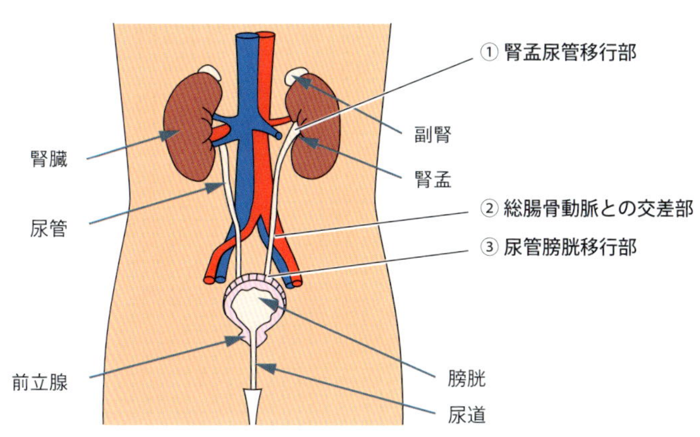

図1　基本解剖と尿管結石の主な嵌頓部位3カ所

2 腎臓エコーのあて方

腎臓は肝臓や膵臓，心臓のエコーと比べると描出しやすく，研修医がFAST (focused assessment with sonography for trauma) の次に習得すべき手技の1つである．コンベックスプローブを使用し，設定は「abdomen」とし，右腎臓を描出する際は右肋骨弓下走査，もしくは右肋間走査で腎長軸断を描出する(図2)．ポイントとしては腎全体が肋骨弓よりも尾側になるように**吸気位**で行うとよいだろう．一方，左腎臓は，吸気時に肺内ガス像で上極側が見えにくいことがあり，その場合は**吸気と呼気をくり返し見えやすい位置を探す**必要がある．

3 水腎症

水腎症とは，腎後性の尿路閉塞や膀胱尿管逆流などの機能異常があるときに腎盂・腎杯の拡張をきたした状態のことをいう．腎後性の原因を見つけるためにはこの水腎症があるかないかを探すことが重要である．水腎症は軽度，中等度，高度の3つに分類される．以下のそれぞれの所見と実際のエコー画像を見て覚えよう．

A） 肋骨弓下走査

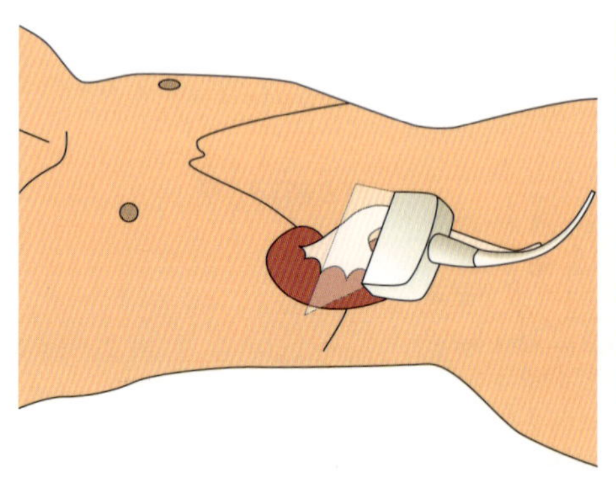

B） 肋間走査

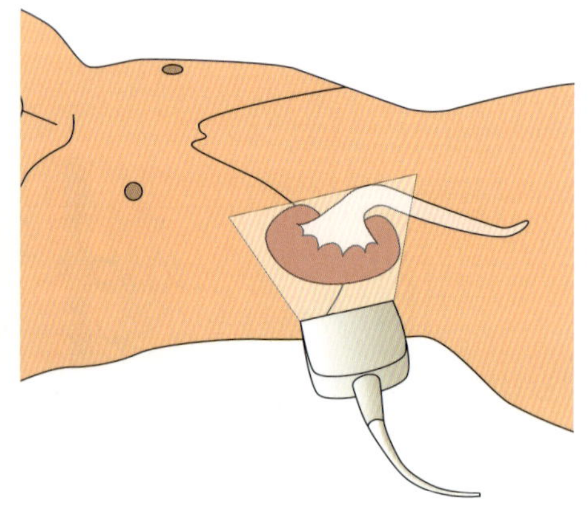

図2 腎臓と尿管の描出のしかた

【ポイント】
- 患者の深呼吸を上手く利用すること
- プローブの傾きや，走査方向を縦横に変えるなど，ビームの入射角を常に意識して観察すること
- 尿管結石により腎盂や尿管が拡張している場合は，拡張側から尿管を尾側へ追っていくと結石を発見できる

【水腎症の分類】

軽　度：腎盂の拡張が軽度にあり，腎実質はほぼ正常（図3）

中等度：腎盂・腎杯の拡張を認め，腎実質は軽度ひ薄化，腎全体が軽度腫大（図4）

高　度：腎杯が著明に拡張し嚢胞様に見える．腎実質のひ薄化，腎腫大（図5）

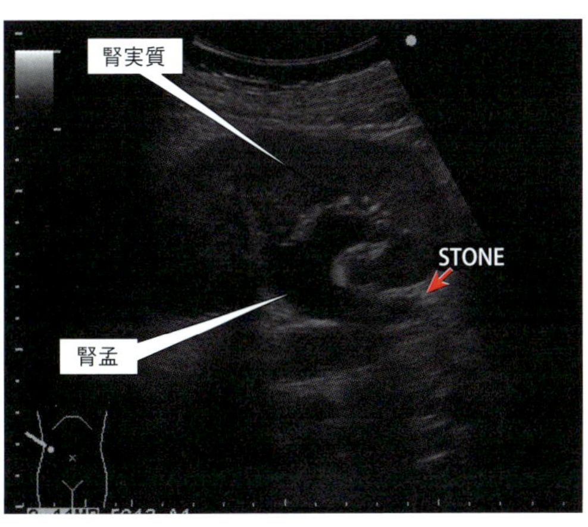

図3　軽度水腎症
右肋間走査で描出．腎盂尿管移行部に音響陰影を伴う結石（STONE, ➡）を認める．

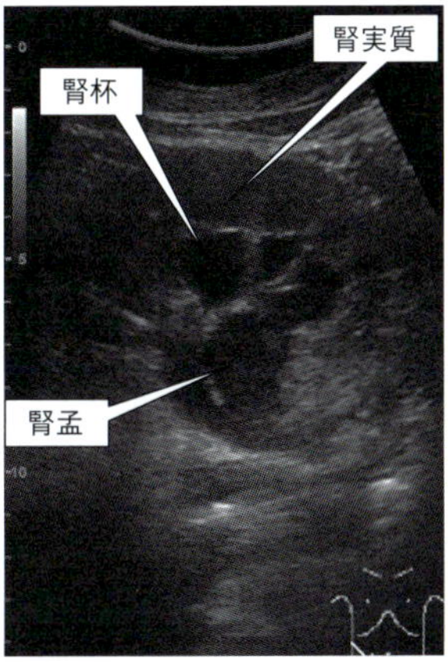

図4　中等度水腎症
右肋間走査で描出．腎盂・腎杯の拡張が著明．

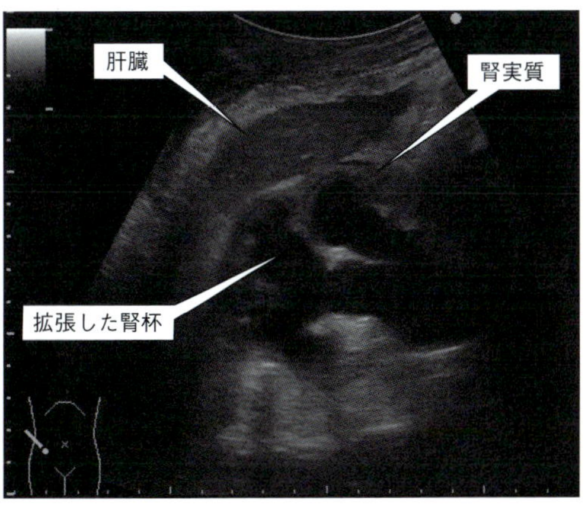

図5　高度水腎症
右肋間走査で描出．著明に拡張した腎杯とひ薄化した腎実質が特徴的．

表　水腎症所見となる主な原因

1．正常	① 妊婦　② 膀胱充満状態　③ 水分摂取過多
2．尿路結石	① 腎結石　② 尿管結石
3．尿路内腫瘍	① 腎盂腫瘍　② 尿管腫瘍　③ 膀胱腫瘍
4．前立腺疾患	① 前立腺肥大　② 前立腺癌
5．先天性奇形	① 腎奇形（馬蹄腎，重複腎盂尿管）　② 腎盂尿管移行部狭窄 ③ 下大静脈後尿管　④ 異所性血管による尿管圧迫
6．機能性	① 膀胱尿管逆流　② 神経因性膀胱
7．尿管への圧迫，浸潤	① 転移　② 後腹膜線維症　③ 後腹膜リンパ節腫大

文献2より引用．

Point ▶ 腎静脈はカラードプラで見分けよう

腎静脈を，軽度水腎症と見間違えることがある．どちらかはっきりしない場合はカラードプラを使用するとよい．血管の場合カラー表示されるが，水腎症の場合はされない．

水腎症の主な原因についても知識を整理しておこう（表）．

4 尿管結石の探し方

水腎症を見つけた場合，次に尿管結石による閉塞機転がないか探す必要がある．正常の尿管は腸管で覆われておりエコーでの描出はなかなか難しいが，閉塞機転があり拡張している尿管は描出しやすくなる．腎盂から尾側に尿管を追っていくとよいだろう（**図2**）．尿管結石は腎結石が尿路に落ちたものだが，嵌頓しやすい部位が決まっているため，そこを重点的に探すのがポイントだ．

Point ▶ 尿管結石の主な嵌頓部位は３カ所!!（図1）

① 腎盂尿管移行部，② 総腸骨動脈との交差部，③ 尿管膀胱移行部

（女性は上記に加えて子宮広間膜に尿管が挟まれる部位も嵌頓する可能性あり）

5 尿路感染症からの敗血症性ショックの初期治療

尿管結石による腎盂腎炎から敗血症性ショックへと進展した場合，感染対策の基本は「**感染巣の除去と抗菌薬投与**」なので，夜間であろうと躊躇わずに泌尿器科医にコンサルトして尿管ステントによるドレナージを急ぐ必要がある．また，敗血症性ショックと診断した場合は，血液培養2セットとグラム染色などを速やかに提出し，診断から1時間以内には適切な抗菌薬を投与するようにしよう（図6）．

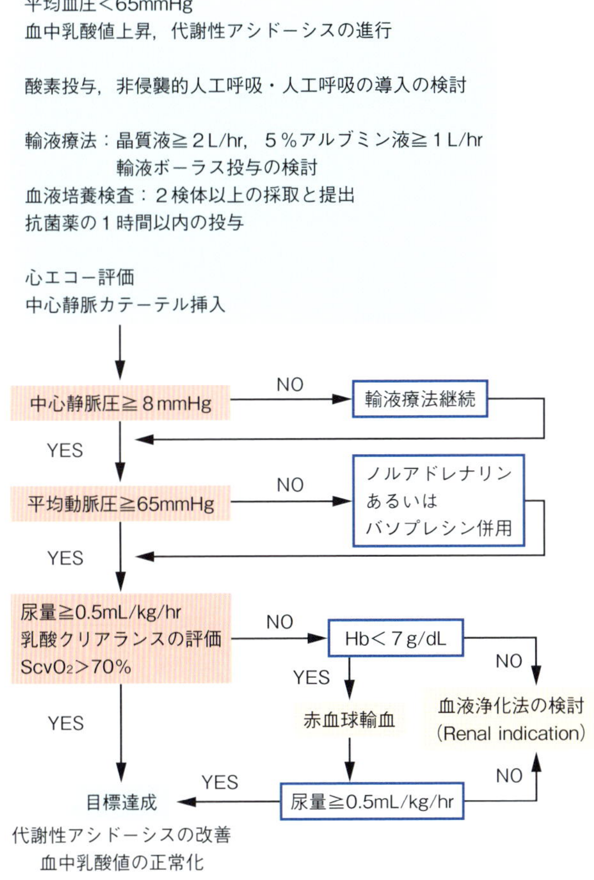

図6　敗血症の初期蘇生の例
文献3より引用．

Point ▶ 敗血症治療のガイドラインを参考にしましょう！

敗血症治療のガイドラインといえば欧米のSurviving Sepsis Campaign Guidelineが有名だが，2012年11月に日本集中治療医学会から**「日本版敗血症診療ガイドライン」**が公開された．これは日本初の敗血症に関するガイドラインであり，欧米ではあまり行なわれない日本独自の治療方法などについても言及されているのが特徴である．Q＆Aで書かれており大変読みやすいガイドラインとなっている．特に，敗血症の初期蘇生についてはしっかり読んでおこう．

（日本版敗血症診療ガイドライン http://www.jsicm.org/haiketu1305.html）

おわりに

今から10年前ほど前のこと，ある病院の救命救急センターに患者受け入れ依頼の電話が入った．近隣の地方病院から「寝たきりの女性の腹部に今までなかった小児頭大の腫瘤があります．診てください」との情報．大血管疾患も疑いながら搬送されてきた患者の下腹部を診ると確かに腫瘤があるが，拍動はない．「あれ，もしかして…」と思い，エコーをあてると，そこには明らかに尿が充満した膀胱があった…．そう，脳梗塞患者に生じた尿閉である．エコーをあてて尿道カテーテル留置まで5分，大量の尿の流出とともに，患者の苦痛はとれ，血圧も下がったのだった（依頼してきた医師はベテランの外科医．ちょっとエコーをあてればわかったはずだ…）．

本稿を読んだ皆さんは，週末でも夜間でも，患者さんのためにエコーをあてることを惜しまない医師になってほしい！

文　献

1） Burton, D. R.：Diagnosis of urinary tract obstruction and hydronephrosis. UpToDate, 2012

↑皆様ご存知のUpToDate．インターネットで常に最新の知識を得るようにしよう．

2）「腹部超音波テキスト 上・下腹部 改訂第3版」（辻本文雄/編著，松原 馨，井田正博/著），pp.252-255，ベクトル・コア，2002

3） 日本集中治療医学会Sepsis Registry委員会：日本版敗血症診療ガイドライン．日集中医誌，20（1），p146，2013

初級編

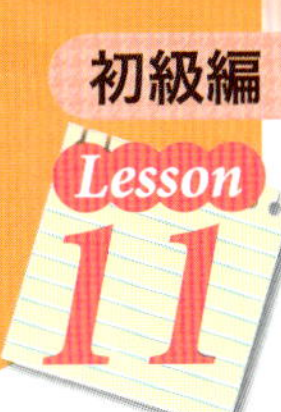

肥満患者の髄膜炎！？

棘間が触れないときの腰椎穿刺

室内健志

① 穿刺の前は，患者の体位にこだわろう．エコーがあろうとなかろうと，体位が悪ければ穿刺は成功しない

② エコーは，触診の代わりに使うもの．1カ所にあてて悩むのではなく，背中全体をエコーで透視するつもりで使おう

③ 穿刺点を決めたら，エコーで得た画像を想像しながら穿刺しよう．刺さない限り，成功はない．ためらっていても，患者はよくならない

はじめに

髄膜炎を鑑別する際，救急外来でも病棟でも，腰椎穿刺は避けて通れない手技である．日常診療で腰椎穿刺を行う場合，棘突起や腸骨稜を触診したうえで穿刺することが多い．しかし肥満患者では棘突起を触れないことが多く，特にBMIが30以上の肥満患者では触診を頼りに腰椎穿刺を行うことが困難になってくる[1)]．そのような場合，たとえ触診が不可能であっても，エコーを用いて棘間をマーキングして行えば，腰椎穿刺の成功率を高めることができるだろう[2)]．

1 肥満患者における腰椎穿刺の戦略

1）穿刺時の体位を再考する

腰椎穿刺は側臥位で施行することが多いが，坐位で行うメリットもある．**坐位では胸椎から腰椎までの正中線を直線化できる**．そのため穿刺針の左右へのずれがなくなる．一方，**坐位での穿刺は脳脊髄液圧を正確に測定することができない**．

また，肥満患者にとっては大変つらいことであるが，できるだけ背中を丸めた**体位をしっかりとり，棘間を広げることが腰椎穿刺成功の鍵である**．

髄膜炎の患者は意識状態が悪いこともあれば，嘔吐を伴うこともある．そのよ

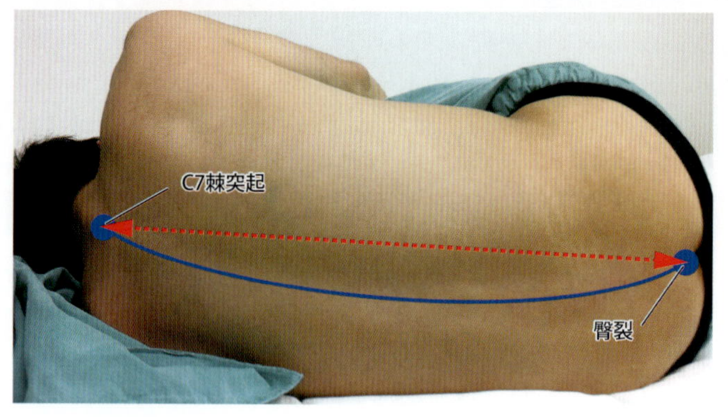

図1　健常者の背部
脊椎が触れなくとも，C7と臀裂の延長線上にあると予測を立てる．側臥位では脊椎がゆがむため，予想（----）と実際（——）にずれが生じる．このずれを確認するためにエコーが有用である．

うな場合，回復体位のまま穿刺してもよいが，坐位で上体を前屈させれば，気道の閉塞もなく安定した体位を保持することができる．**救急外来にある毛布やクッションを丸めて抱かせれば，棘間が広がった理想的な坐位をとれる．**この場合は側臥位と異なり，穿刺の痛みで腰が引けないのが利点となる．欠点は，坐位保持のための介助者が離れることができないことである．

以上を踏まえたうえで，状況によっては坐位を検討する．

2）棘間をエコーで同定する

標準体型の患者では，背中の正中に走っている凹みが棘突起にほぼ一致している．しかし肥満の患者が側臥位をとると肉が流れてくるため，凹みと棘突起の走行は一致しない．背部で体表の正中と骨構造の正中が一致するのは，隆椎（C7）の棘突起と，臀裂（尻の割れ目）である（図1）．隆椎と臀裂を結ぶ直線上に棘突起が並んでいると予想できるが，側臥位では脊椎も彎曲するため，かなりのずれが生じる．視診である程度の推測をしたうえで，エコーを利用するとよい．

余裕があれば，エコー操作の前に穿刺部周囲に金属のマーキングをおいて腰椎正面像の単純X線撮影を行う．棘突起間隙の広さ・骨変形の有無・穿刺高を確認できる．

2 エコーガイド下腰椎穿刺の実際

以下では坐位の場合を紹介するが，側臥位でも基本は同じである．

1）準備

エコーにはコンベックスプローブを準備する．条件設定は腹部（abdomen）でよい．高度肥満患者では体表からくも膜下腔まで10 cm離れていることもあるので，エコー深度はあらかじめ10 cm程度に設定しておく．

患者の腰部は広く露出し，脊椎の配列をイメージしやすくしておく．

2）手順

腸骨稜の高さ（いわゆるJacoby線上）で，予想したライン上にプローブをあて，矢状断像を観察する（図2A）．慣れるまではいきなり目標を見つけるのは難しく，以下の手順で行うとよい[3)]．

プローブが正中から大きく外側にずれたところでは腰椎の横突起（TP）を認め，そのすきまに腸腰筋が見られる（図2B）．横突起の音響陰影は，ポセイドンの矛のような形（trident sign）に描出される．そのままプローブを正中側に移動すると，関節突起（AP）がラクダのコブ状（humps）に連続して見られる（図2C）．さらにこの状態でプローブをわずかに内側に傾けると，椎弓板（LA）を認める．椎弓板は鋸歯状（sawtooth pattern）に見え，そのすきまには黄色靱帯と硬膜（LF/DM），椎体（VB）を認める（図2D）．

黄色靱帯と椎体の観察が最も良好な位置で，プローブの両側の皮膚にマーキングする（図2A）．

次にプローブを90°回転し，水平断像を観察する．棘突起（SP），横突起（TP）が高輝度に光る位置を探す（図3A）．そのままプローブを上下に平行移動させ，同様の像を認める場所をもう1カ所探す．その中間にプローブをもってくると，関節突起の間に線状の構造が見えてくる場所がある（図3B）．この線状の構造が，黄色靱帯と硬膜，その奥にある椎体である．その高さでマーキングを行う（図3C）．**このときのプローブの角度が最も重要である！**

Point ▶ プローブの角度を覚えておこう！

マーキングをする際，プローブが皮膚にあたる角度を意識して一定に保つ．実際に穿刺するときは，プローブと全く同じ角度で進めれば絶対に成功するはず．

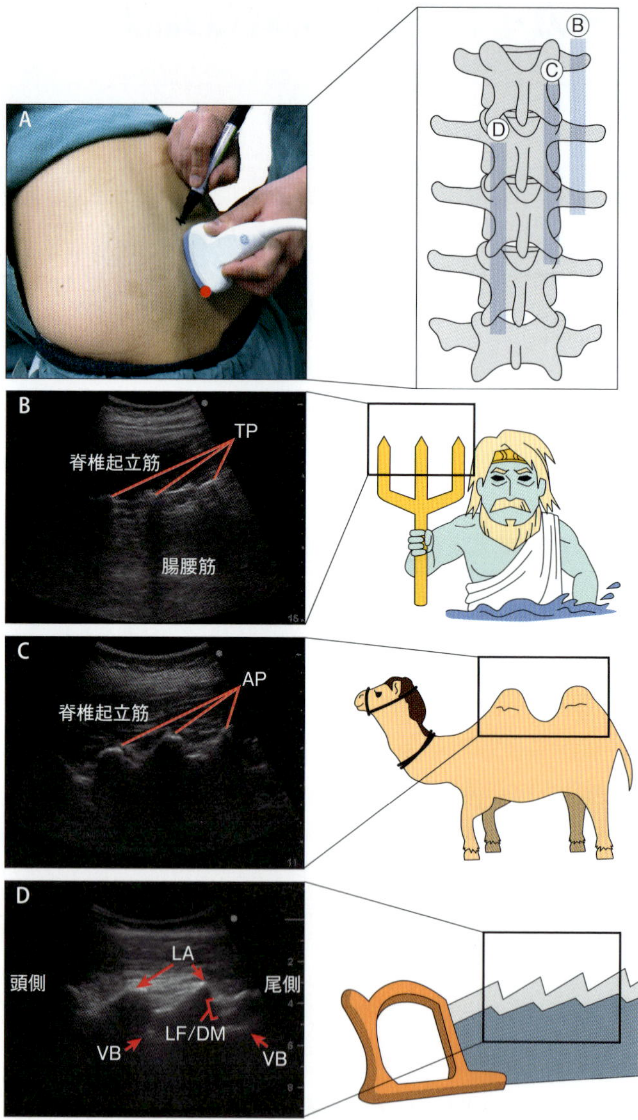

図2　矢状断での観察とマーキング

A）穿刺ラインのマーキング．Cの構造を認める位置で，プローブの両端にマーキングを行う．ゼリーを拭き取った後，マーキングした点の間を実線で結ぶとよい．

B）外側での矢状断像．横突起（TP）が長い音響陰影を引き，矛のように見える．

C）傍正中・矢状断像．関節突起（AP）がラクダのコブ状に連なって見える．

D）傍正中・傍矢状断像．鋸歯状の椎弓板（LA）の間に，黄色靱帯と硬膜（LF/DM），その深部に椎体後面（VB）を認める．

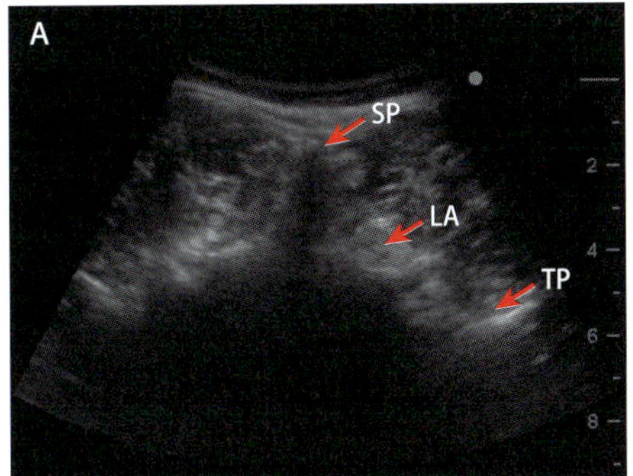

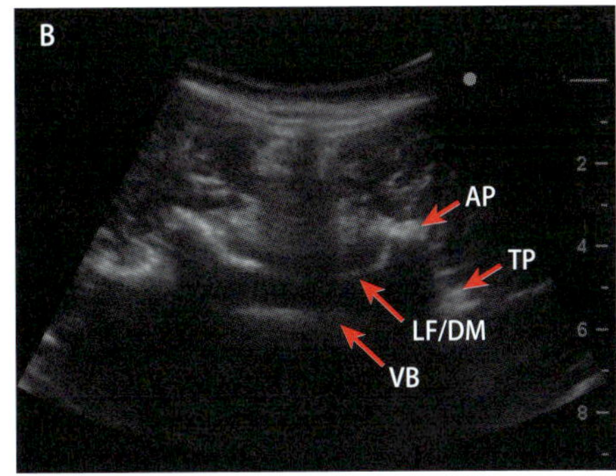

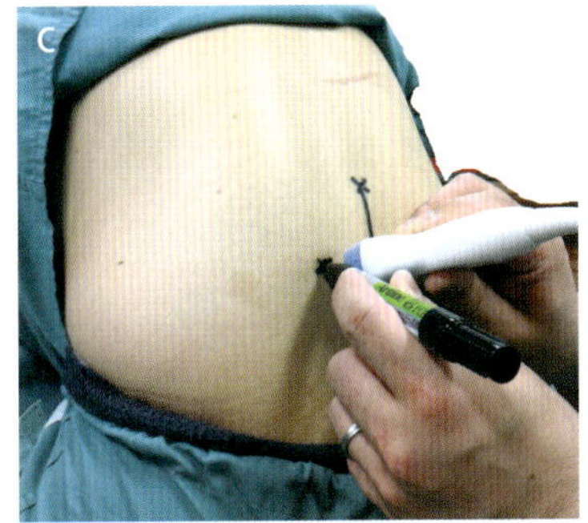

図3　水平断での観察とマーキング

A）水平断像．棘突起（SP），椎弓板（LA），横突起（TP）を認める．椎弓板の骨があるため内部の構造は全く見えない．

B）水平断像．腰椎は関節突起（AP），横突起（TP）を認めるが，棘突起のない場所に黄色靱帯と硬膜（LF/DM），椎体後面（VB）の反射を認める．

C）穿刺高のマーキング．マーキングをしながら，このときのプローブの角度を覚えておこう．

※プローブのマーカーは3時方向に向ける．

中心静脈カテーテル留置などと異なり，腰椎穿刺ではリアルタイムのエコー画像を見ながら穿刺するわけではない．

矢状断，水平断の観察でマーキングした点をそれぞれ結び，十字の交点を穿刺点とする（図4）．

また，矢状断または水平断の観察の際，皮膚から硬膜までの距離を測定しておく．**距離が7 cm以上の場合には通常の脊麻針が届かない**ため，長針を準備する必要がある．

図2，図3のエコー画像は肥満患者ではなく標準的な体型の患者で得られる所見である．肥満患者にぶっつけ本番で臨む前に，標準的な患者の像を出せるよう練習しよう．研修医同士，互いの背中を見るなどしてエコーの使い方にも慣れておこう．

3）穿刺

マーキングした箇所を中心に広く消毒を行い，通常の手順で穿刺を行う．穿刺

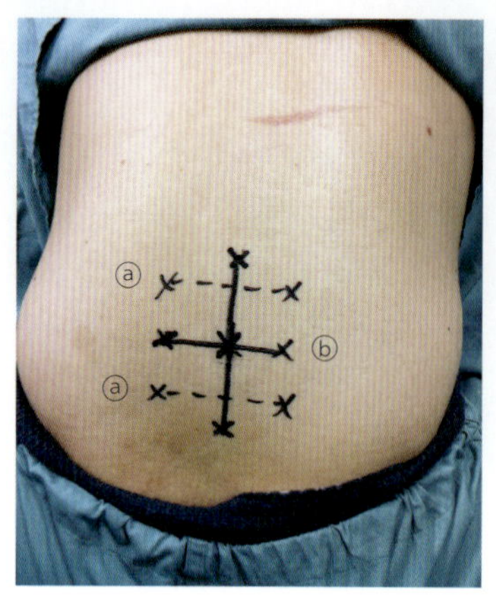

図4　マーキング完成
エコーで見えた矢状断と水平断の交点から，自信をもって穿刺しよう．破線（ⓐ）は図3Aの像，横の実線（ⓑ）は図3Bの像を認める位置を示す．

針が骨に当たってしまう場合，一度皮下まで針を戻し，針先をわずかに頭側に向けることで成功することがほとんどである．

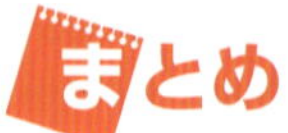

▶局所麻酔をたっぷり

穿刺が一度で成功するとは限らないため，患者に苦痛を与えないように穿刺点には局所麻酔を十分に行う．痛みで体位が変わらないためにも，局所麻酔は重要！ マーキング後に体位が変わると，すべて台無しになってしまう．

まとめ

髄膜炎の診断ではすみやかな腰椎穿刺の施行が重要である．施行前にエコー画像を得ることにより穿刺の成功率が高くなり，手技による外傷・針の刺し直し・針の方向の変更を減らすことができるという報告もある[4)]．エコーに時間をかけることで，結果的には難しい症例ほど施行時間が短縮する．

やみくもに穿刺を行うのではなく，エコーの一手間を武器にしたい．

文　献

1) Nomura, J. T., et al.：A randomized controlled trial of ultrasound-assisted lumbar puncture. J Ultrasound Med, 26：1341-1348, 2007
2) Strony, R.：Ultrasound-assisted lumbar puncture in obese patients. Crit Care Clin, 26：661-664, 2010
3) Chin, K.J., et al.：Ultrasonography of the adult thoracic and lumbar spine for central neuraxial blockade. Anesthesiology, 114：1459-85, 2011
4) Shaikh, F., et al.：Ultrasound imaging for lumbar punctures and epidural catheterisations：systematic review and meta-analysis. BMJ, 346：f1720, 2013

初級編

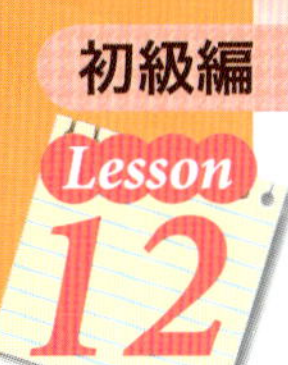

その患者，おなかいっぱい？

プローブを　あてたついでに　胃のエコー

鈴木昭広

① エコーを使うならついでに胃の中も観察しよう
② 胃のエコーで誤嚥リスクを推測できる
③ 失神の患者では胃のエコーを必ずチェック
④ 急性薬物中毒では胃洗浄の適応判断の決定と洗浄中の観察に役立つ

はじめに

腹部超音波を実施するなら，肝臓のCouinaudやHealeyの区域などを覚えなきゃならない？…なーんて考えはじめると，とてもじゃないけれどプローブを持つ手の力も抜けていく．見て，聞いて，触って，叩いて，エコーあてて，くらいの気持ちで，もっと気軽にエコーを使う習慣をつけよう．ここでは，「あてて見るだけ！」の胃のエコーについて解説する．

症例 8歳の男児．夕食時から食思不振あり．夜間腹痛を感じて覚醒し，痛みで眠れないと救急外来へ．発症時は上腹部中心の痛みだったが，次第に右下腹部に限局してきた．触診では同部に反跳痛があり，腹膜刺激症状を認める．リニアプローブで右下腹部をスキャンすると糞石を伴う拡張した虫垂を発見した．急性虫垂炎だ．外科医と麻酔科医に一報をいれると，麻酔科医からこんな質問が．「最終食事摂取は何時だった？」

1 ゴハンの時間，なぜ大事？

救急隊と救急外来医師の間では必ず最終食事摂取時間の情報がやりとりされる（Column❶）．麻酔科医もゴハンのことを気にする．「こっちが飯も食わずに働いているのに，このお方はレストランでディナーなんて味わっておいでだったのかよ」というやっかみとは当然違う．**万が一嘔吐した場合に，誤嚥による窒息の危**

険が高いかどうかを把握しておきたいのだ．成人なら誤嚥リスクがある場合，意識を残して局所麻酔で手術を行うこともできるが，小児の緊急手術となると，意識を奪う全身麻酔を選択せざるを得ないことがほとんどだ．**麻酔導入時の誤嚥はときに命にかかわる**からこそ最終食事摂取時間は重要な情報なのだ．

2 一般的な手術前の絶飲食ガイドラインは？

現在，アメリカ麻酔科学会から出ている術前の絶飲食ガイドラインでは，予定手術の前に清澄な液体なら2時間前，コーヒー&トーストなどの軽食は麻酔導入6時間前まで摂取可能とされている．しかし，これはあくまで予定手術のルールであり，緊急手術では全く適用できない．実際には**食事の最終摂取から何時間経過していようと，痛み，外傷，不安，妊娠，肥満など，胃内容の排泄を遅延させる因子があれば，胃内容が残存している可能性を否定できない**のだ．「この患者，おなかいっぱい？ それとも空腹？」そんなときにはエコーで胃の中をのぞいてみよう．

3 胃のエコーの実際

胃のエコーで使うのは**腹部走査用のコンベックスプローブ**．設定（preset）はabdomenでよい．**体位は仰臥位と右側臥位の2つを基本とする**．プローブのあて方は①**心窩部に長軸方向**にあてる，②**オプションとして左肋骨弓下**にあてる，の2つを覚えておこう．矢状断像の様子を図1に示す．

では成人の正常像（空腹時）を見てみよう（図2）．心エコーで下大静脈を観察する像から，腹部動脈側に平行移動すると胃の前庭部の断面が観察できる．胃

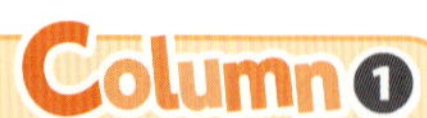

❖ (S)AMPLE, GUMBAによるコミュニケーション

救急隊は「Sign：症状，Allergy：アレルギーの有無，Medication：現在の服薬や治療状況，Past history：既往歴，Last meal：最終食事摂取時間と内容，Event：事故などの状況」，あるいは「G：原因（事故や受傷機転などの情報），U：訴え，M：めし（最終食事摂取時間），B：病気・既往，A：アレルギーの有無」など，最低限申し送るべき情報を搬送先の医師に連絡する．受け入れ側も情報の聞き漏らしのないようにしている．ときに，医師，看護師それぞれが同じことを何度も患者に訊ねて「それ，さっきもおんなじこと聞かれましたけど（怒）？」と患者を辟易させるので注意！

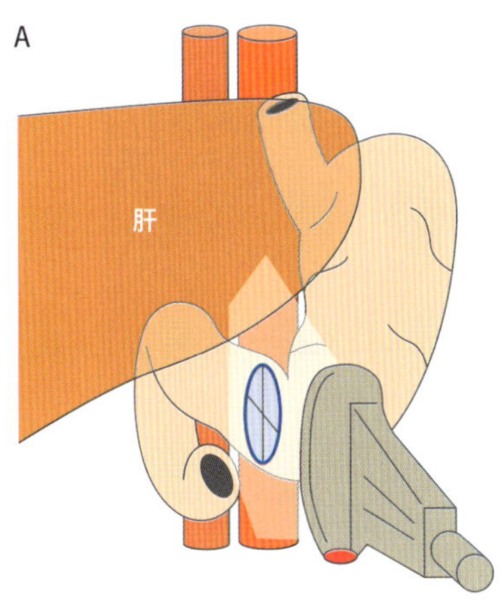

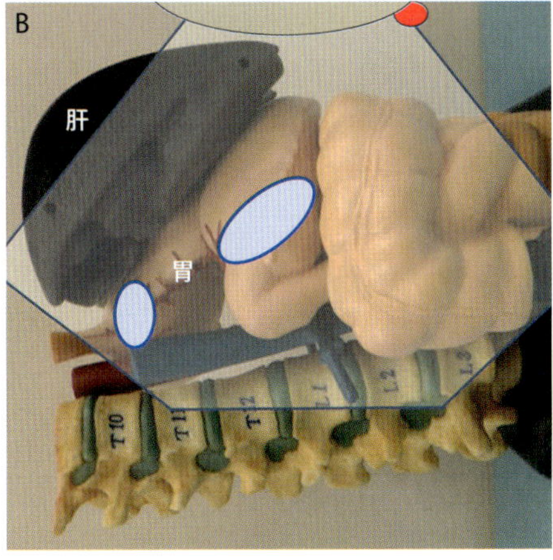

図1　胃エコーのプローブと臓器の関係

A）胃エコーでは心窩部に矢状断でプローブをあてる．プローブのマーカーとマークの位置関係を把握し，マーカーが6時方向を向くようにあてるとよい．観察すべき胃前庭は胃体部より幽門側である．

B）仰臥位でほかの腹部臓器との位置関係を見た図．肝臓の下には腹部食道が観察できることがある．左右方向に平行移動すれば，画面上，胃の下部に下大静脈や腹部大動脈とその分枝が描出できることが理解できる．

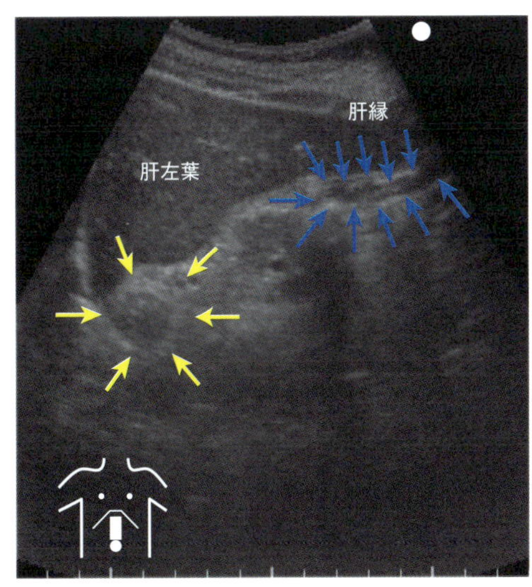

図2　絶飲食状態の成人の胃エコー（仰臥位）

絶飲食状態では，胃の中には胃液と自分で飲み込んだ唾液以外存在するものはないため，内腔はほとんど観察できない．右上につぶれた楕円のように見えるのが胃の前庭部の断面（青矢印）である．通常は右側臥位にすることで内容物が集まり断面積の増加を認めるが，完全に空虚であればやはり内腔はつぶれたままである．

黄矢印は腹部食道．

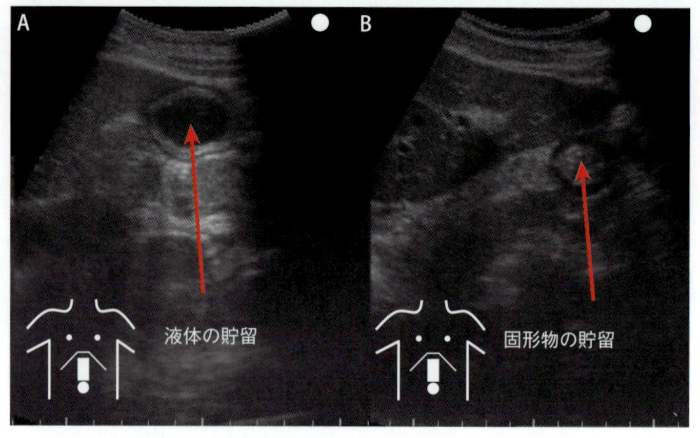

図3　胃内容物がある場合の成人の胃エコー（仰臥位）
胃内容が残存している場合，胃の断面像が大きくなる．水分であれば低輝度エコー（A），食べ物の場合は高輝度・低輝度が混在するような図が得られる（B）．観察される断面積（cross sectional area）が大きいほど残存する胃内容量も相関して増えていくとされている．

内容が空の場合，断面は虚脱して内腔を観察することはできない．見やすい人では胃粘膜のひだ状の構造も見える．右側臥位でも同様に観察してみよう．

さて，次に成人で水分を摂取した場合，蒸しパン２個（固形物）を摂取した場合の像を見てみよう（図3）．いずれも仰臥位での像である．

Pitfall ▶ 側臥位像はどうして必要？

仰臥位で胃の断面（cross sectional area）が観察できれば十分なのだが，観察できなかった場合はそれで内容物なしと判断してはいけない．もし胃内に空気が貯留していると気体表面で超音波が反射してしまい，それより遠位が観察できない場合があるからだ．**側臥位にすることで，空気の層を移動させることができ，観察が容易となる**のである．また，炭酸飲料を飲んだ場合も，泡が上に向かうために，仰臥位では観察できないが，側臥位なら影響を受けにくくなる（図4）．可能な限り，２つの体位で観察を行おう．右側臥位の場合は心窩部長軸像のままでもよいが，左側臥位（胃洗浄のときなど）の場合は胃が大きく移動するため，左肋骨弓下にあてて胃全体の長軸像を観察してみるなどの工夫が必要だ．

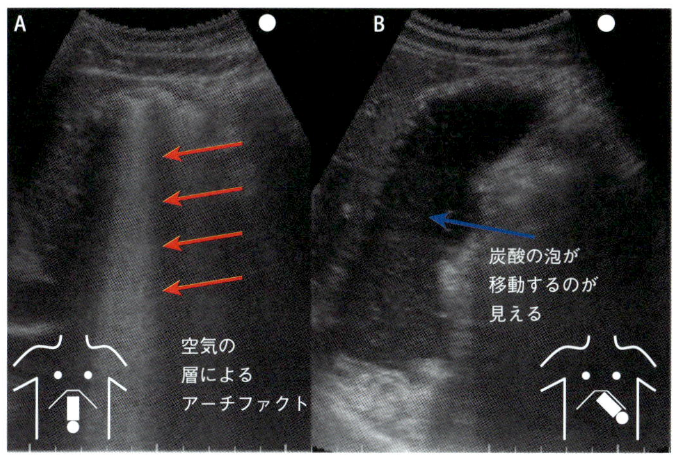

図4　炭酸飲料など気体の貯留するものを摂取した場合
胃内に気体が充満すると，上に溜まった空気の層を超音波が通過できないために彗星の尾（comet tail）のようなアーチファクトを呈するなど観察が困難となる（A：仰臥位）．心肺停止で搬送されて来た患者も換気で送り込まれた空気により同様に観察が難しいことが多い．もし側臥位になれる患者であれば，空気の層を移動させて内腔を観察できるようになる（B：左側臥位）．

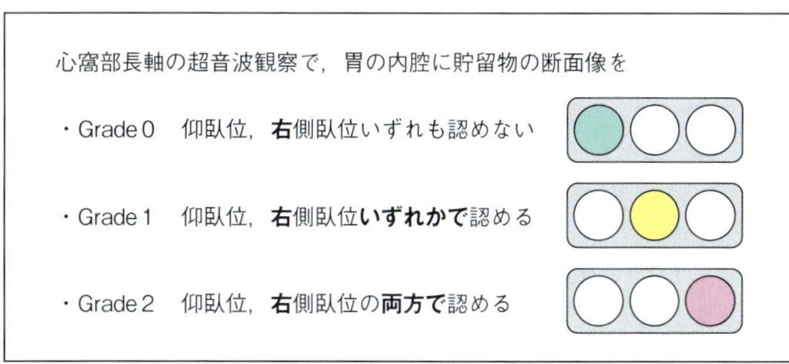

心窩部長軸の超音波観察で，胃の内腔に貯留物の断面像を
・Grade 0　仰臥位，**右**側臥位いずれも認めない
・Grade 1　仰臥位，**右**側臥位**いずれかで**認める
・Grade 2　仰臥位，**右**側臥位の**両方で**認める

図5　胃内容残存リスク判定のための3 point scoring system

4 胃内容の有無，どうやって判断するの？

胃内容の判断については，Perlasらが3 point scoring systemを考案している（図5）[1]．

Perlasの文献では，Grade1以下なら有意な貯留はないと判断する．一方，Grade2では平均180 mL程度の貯留物が予測され，誤嚥の危険性を認識すべきとしている．

厳密には2つの体位での確認が重要なのだが，**筆者は仰臥位で胃内容が見えた時点で要注意だと考えている**．というのも，一般的には，側臥位にした方が内容物は集積して断面は見やすくなるので，仰臥位でエコーを実施中に胃の断面に内容物を認めれば，側臥位ではそれ以上の溜まりが観察できることが多いからだ．なお，胃内には胃液以外に唾液や胆汁も混入しうるが，その鑑別は超音波ではできない．

5 胃のエコーを応用しよう！

では，誤嚥リスクの判定以外に，この胃のエコー，どんな応用ができるかを考えてみよう．

[応用1] 失神患者のスクリーニング

本邦の失神ガイドライン2007でも示されるとおり，失神患者では生命予後に直結する心原性失神を見極めることが重要だ．失神をきたす疾患は多岐にわたっており，筆者の施設では肺塞栓や心疾患の鑑別のために心エコーによる観察をルーチンに行っている．

ある日，76歳の男性が自宅トイレで失神して頭部を打撲，鼻出血をきたした，と救急外来に搬送されてきた．来院時は意識清明で特に心臓などにはエコー上有意な所見もない．唯一，胃の中には大量の貯留物が観察されるのが気になった．本人が「もう何ともない」と言うので排泄に伴う状況失神（神経調節性失神症候群の1つ）か？と帰宅方向で検査結果を待っていると，Hb = 9.9 g/dL と貧血があり，BUN/Cre = 24/0.67 = 35.8 と比が20以上ある．食事を摂った時間を尋ねると，6時間以上前だという．それでこの胃内容の溜まりは多すぎる．胃管を

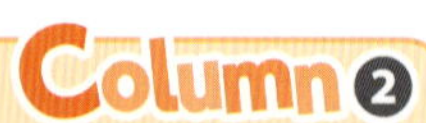

❖ PとQは隣り合わせ！

救急外来で働いていると，精神疾患患者の対応に迫られることも多く，若い医師まで精神的に疲労することも多い．私はよく，「PとQは隣り合わせ」だと諭す．アルファベットでP（Pshycho）とQ（救急）は並んでいる．つまり，QQ業務をするうえで，絶対にPを避けては通れない．実際に統計を見たって，交通事故死者数が年間6,000人に対し，自殺者は30,000人を超えているのだ．精神疾患は今や「心」の病気ではなく，「脳」の病気であることが明らかにされつつある．疾患の原因が解明される日まで，根気よく向き合うしかないのだ．

挿入すると，暗血性の液体が引けてきた！ 消化管出血による貧血と循環血液量不足で失神をきたした事例として，内視鏡精査のため入院となった．この事例以来，失神患者では心エコーのついでに必ず胃もチェックするようにしている．

［応用 2］胃洗浄の適応の決定[2)]

現在，急性薬物中毒のガイドラインでは，胃洗浄の適応は服用後1時間以内とされている．しかし，患者の多くは何時何分に飲みました，などとは教えてくれない．しかも，ときには十数種類の薬物をまとめて服用することもあり，PTP包装を数え上げながら内容の確認や中毒量の計算などを行う間にも1時間のタイムリミットが迫ってくるのだ．薬物内容が把握でき，適応があると判断された時点

Column ③

❖ すーさんのひとこと言わせて！：余裕があれば腹部動脈観察のトレーニングも！

心窩部長軸像は心臓，内臓エコー描出で頻用される．病態に余裕があれば，腹部大動脈の描出のついでに腹腔動脈や上腸間膜動脈，腎静脈や門脈の関係もチェックできるようにしておきたい．ただし，食事後の人では胃内や腸管内ガスに邪魔されて深部が見えにくい．図6は京都科学のABDFANという腹部エコー練習用ファントムを描出したもの．血管の走行などをイメージして探すのに役立つほか，肝臓内の円形の高輝度陰影（※）のような各種の病変が仕込まれており楽しみながら描出を学べる．

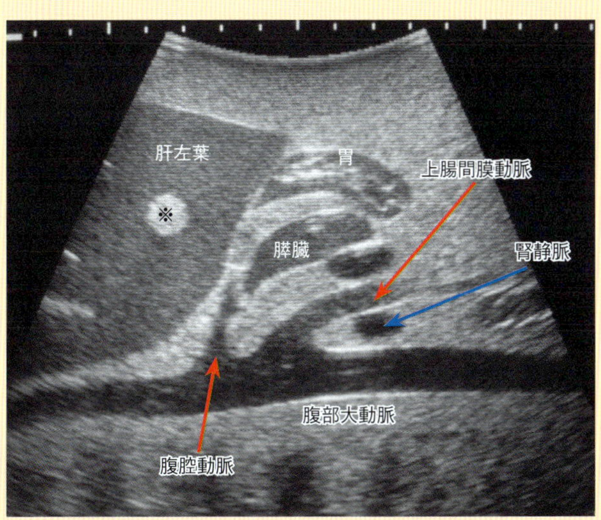

図6　腹部の血管も探してみよう

で1時間10分であれば，適応はなくなるのか？ あるいは胃の排泄時間を延長させる成分を有する薬物が混ざっていたとして，何錠でそのような効果が現れるのか？ 正確な答えをもつ医師はいないと思う．そこで筆者の施設では，来院時点で服用後1時間を超えていても，胃のエコーで内容物があれば，その中に除去すべき薬効成分が含まれていると考え，胃洗浄を行うこともある．洗浄中も胃の観察を続け，洗浄過程を観察し，内容の除去を確認したうえで活性炭を投与して終了する（洗浄体位である左側臥位で左肋骨弓下アプローチを用いた観察を行うと，洗浄液を入れた場合に図4Bのような図が，洗浄液を吸引すると図3Aのように径が小さく変化していくのが観察できるはずだ．内容が十分残っているのに吸引できない場合は残渣によるチューブ先端孔の閉塞や壁あたりと考えて対応しよう）．

おわりに

冒頭の事例はfull stomachとして，麻酔科医は迅速導入（rapid sequence induction）で全身麻酔管理とした．胃のエコーによる内容確認は，成人では確立されつつあるが，小児ではまだエビデンスはない．しかし，エコーで見て胃内容があれば，危険性は一目瞭然であろう．きわめて単純なテクニックだが，知っているのと知らないのとでは差が大きい．たった10秒で判断でき，面倒な計測などは一切必要ない．百聞は一見にしかず．エコーをちょこっとあてておく意義は絶大なのである．

文　献

1）Perlas, A., et al.：Gastric sonography in the fasted surgical patient：a prospective descriptive study. Anesth Analg, 113：93-97, 2011
2）鈴木昭広 ほか：超音波観察下の胃洗浄を行った大量服薬の1症例．救急医学，36（9）：1116-1118，2012

初級編

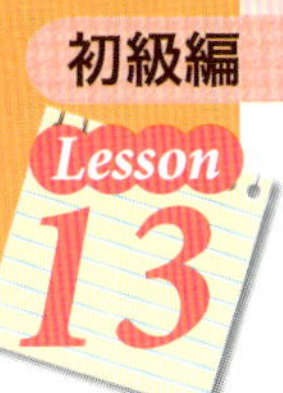

気道即生道（気ノ道，即チ，生キル道）

知る人ぞ知る，使って便利な気道エコー

鈴木昭広

① エコーで気道周囲が観察できることを知っておこう
② 経皮的気管切開前には必ず頸部をエコーでスクリーニングしよう
③ 気管挿管，食道挿管の鑑別もエコーでできる！
④ 胃管の挿入もエコーでトラッキングできる！

はじめに

最新の蘇生ガイドラインでは格下げの憂き目にあったものの，生命維持の要はなんと言ってもABCのAたる“気道”だ．超音波は固体や液体中に比べると空気中を伝搬する能力が低いため，空気のたまっている気道の観察はきわめて困難である．しかし，その分，気体とその前面にある組織との境界面ははっきりと観察できる．つまり，**気道の外殻構造は超音波で把握できる**のだ．本稿では，知っていればとても役立つ“気道エコー”について解説する．

症例 72歳の男性．家族の目の前で胸をかきむしって倒れた．消防の指示で家族によるbystander CPRが施され，救命士の心肺蘇生，AED×3回を経て当院へ．薬物投与と除細動で自己心拍再開，脳低温療法を終えて1週間が経つ．開眼するが意思の疎通はできず，人工呼吸の長期化が予想されたため，経皮的気管切開が予定された．「セルジンガー法だから安心して行えるよ」という上級医のススメで初執刀．皮膚の小切開と本穿刺を経てガイドワイヤーを留置，ダイレーターによる拡張操作後，穿刺部から真っ赤な血液があふれ出てくる！「ん？ ずいぶん出るな… 動脈か？？ おい，ちょっと替われ!!!!」

1 切るべきか切らざるべきか… それが問題だ

気管切開を行う際には外科法と経皮法の２つの方法がある（Column参照）．カテーテルの進歩によって経皮法による気管切開が本邦でも増加しており，その分，本事例のように外科的な手技を必ずしもマスターしていない者が実施する場面もあるだろう（もちろん，経皮法を行うには外科的手法をマスターしておくことが好ましいが，将来的には外科的手技をもたない人の手によって多くの事例が行われるようになると推測する）．**解剖や手術スキルに精通しない執刀者がトラブルを起こした場合，ときに致命的な転帰が起こりえる．**そこで**重要なのは，その症例が経皮的気管切開法を安全に行える症例かどうかをしっかりと判断することだ．**そのために，気道エコーが役に立つ．気道周辺をスクリーニングすれば，短頸で難しい症例かどうか，回避すべき血管や異常構造がないか，などを自分で見極めるための情報を得られるからだ．

2 気道をエコーで見てみよう！

気道エコーで使うのは**甲状腺の検査や中心静脈穿刺などで用いる高周波数のリニアプローブ．設定（preset）はthyroidやcarotid arteryなどでよい．**体位は仰臥位．プローブのあて方は，① 矢状断像：頸部に気管の走行と平行（長軸方向）にあてる，② 横断像：気管の走行に対して直交するようにあてる，の２つを覚えておこう．走査前には，プローブの「マーカー」の向きと画面の「マーク」の位置が一致していることを事前に確認しておこう．もしマークが画面右側に表示される機種なら，矢状断像ではマーカーは6時方向（患者の足側），横断像では3時方向（患者の左側）に向ける．マークが左側に表示される機種ではそれぞれ

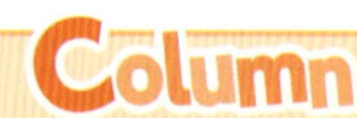

❖ 五千年間受け継がれてきた外科的気管切開法は絶滅の危機！?

外科的気管切開の歴史は古代エジプトのパピルスに記されるほど古い．アレキサンダー大王が窒息する兵士の喉を刀で切って気管切開を施して救命したという伝説もある．しかし約30年前にCiagliaが考案した穿刺針とガイドワイヤー，ダイレーターを用いたセルジンガー法による経皮的気管切開の確立により，外科的スキルがなくとも簡便に気管切開が実施できるようになった．しかも出血や感染リスクが少ないというメタアナリシスの後押しにより，欧米ではすでに経皮法の実施率は外科的切開を上回り，外科法はいまや絶滅の危機にある．いずれ，耳鼻科医が頸部の手術時に行う以外はほとんどが経皮法に置き換わる時代がくるだろう．

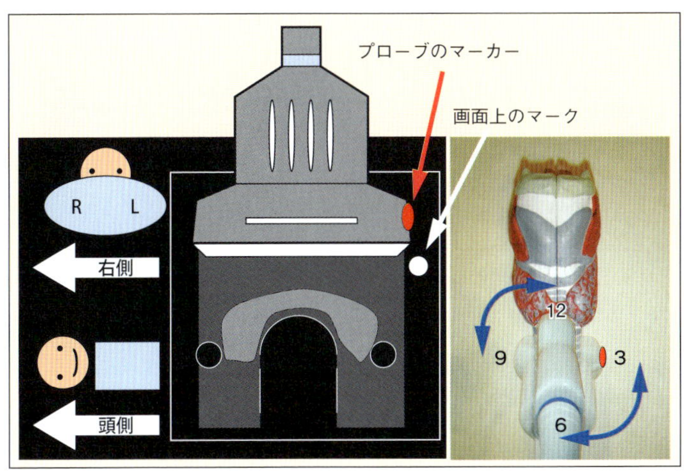

図1　プローブをあてる際のルール
超音波の画像は，基本的にCTと同じく，画面の左側が患者の頭側もしくは右側になるように心がける．そのためにはプローブについた目印（マーカー）と，画面に表示される○や□などのマークに注意する．マーカーとマークは同じ方向を示すので，画面上の右側にマークが表示される機種では，マーカーが3～6時（患者の左側～足側）にくるようにプローブをあてると覚えておこう（左側に表示される機種なら9～12時となる）．

12時，9時に向けると覚えておこう（図1）．

1）気道の矢状断像

では成人の矢状断像を見てみよう（図2）．この像は気道解剖の確認に重要で，甲状軟骨，輪状軟骨を把握し，気管輪がどこまで確認できるかの判断に重要だ．経皮的気管切開は一般に第1/第2，第2/第3気管輪間で実施することが多い．ちなみに筆者の施設では第3気管輪から末梢が超音波で確認しにくい短頸の患者では経皮法を避けて耳鼻科医か外科医による外科的気管切開を依頼するルールとしている．なお，**この像ですみやかに輪状甲状靱帯（cricothyroid membrane：CTM）の場所を探せるような目を養うことがとても重要だ．**

2）気道の横断像

さて，次に横断像を見てみよう（図3）．横断像では，まずBモードで気管の正中がどこにあるのか，甲状腺がどのレベルで気管と重なっているのか，嚢胞などの異常構造の有無を観察する．また，**皮膚から気管前面までの距離を計測すれば，少なくとも何cmで気管に到達するのかの目安となり，経皮的気管切開の穿**

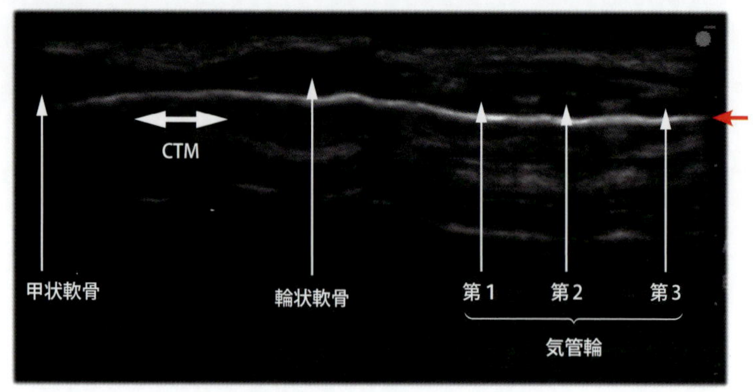

図2　プローブをあてる際のルール
矢状断で正中にプローブをあてると，なだらかなスロープのような甲状軟骨と，低輝度で比較的大きい楕円形の輪状軟骨が気道の目印となる．男性は甲状軟骨が発達しているが，女性ではわかりにくい．男女とも有用な目印は輪状軟骨となる．なお，気管内は空気の存在で描出されないが，空気と気管壁の境界は高輝度の線として描出される（←）．輪状軟骨の頭側に高輝度に見える部分が輪状甲状靭帯（CTM）．輪状軟骨から尾側に向かって気管の前面に沿って並んでいる低輝度な丸い構造が気管輪だ．使っているエコーの機種や設定により見え方は著しく異なるので，気道観察に適している機種を探しておこう．

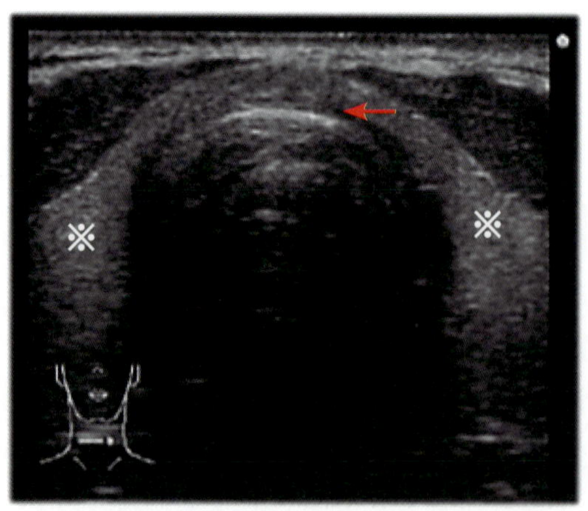

図3　頸部横断の気道エコー像（男性）
まず，矢状断像で穿刺予定部位を把握したうえでプローブを90°回転させて横断像を出すと中央に見える円形の構造物が気管だ．超音波が気管前面（←）でほとんど反射してしまうので，それより遠位ではacoustic shadow様に黒く抜けて観察は困難である．穿刺手技を行う場合はこの画像では，皮膚から気管までの距離の計測などを行う．また，カラードプラで穿刺経路に血流を含む構造がないか探そう．これ以外にも，横断のままプローブを平行に移動させて周囲の組織に異常がないかも観察しよう．
※ 甲状腺

刺に際して気管膜様部を貫通するリスクを減らせる．ついで，カラードプラモードを用い，穿刺経路上に傷つける可能性のある動静脈がないかを判断する．もしも，穿刺予定部位に血管があれば，径の太さや動静脈の鑑別を行い，穿刺部位の変更で回避できるのかなどを検討しよう．必要なら小切開を加えて結紮するなども判断できる．経皮的気管切開でトラブルになりやすいのは前頸静脈，上甲状腺動脈，上・中甲状腺静脈などだろう．

Pitfall ▶ **プローブの押しつけすぎに注意！**

プローブを押しつけすぎると静脈はつぶれてしまうので，血管を探す場合にはやさしくあてる必要がある．なお，頸部が非常に痩せている人の場合，プローブが面としてではなく点として接するだけで，観察が困難なことがある．ただし，そこまで痩せていれば体表解剖はかなりわかりやすく，部位間違いを防止できる可能性も高い．

さて，横断像を見る際には甲状軟骨レベルでプローブを慎重に操作し，声門も観察する癖をつけよう．覚醒状態の患者であれば「えー」と発声させると声帯がブルブル振動・開閉する様子が見てとれる．この像は気管挿管の確認にも使えるので覚えておいて損はない．

3 ここまで見えるようになれば上出来！応用は限りない！

矢状断像で甲状軟骨，輪状軟骨，気管輪を把握して穿刺部位を同定でき，横断像で皮膚から気管前面までの距離と異常構造を把握できるようになれば気道エコーの基本は十分だ．中心静脈路確保においても穿刺前には最低限解剖学的情報を把握するべきとされているのと同様，筆者は今やすべての穿刺手技に超音波は必須と考えている．冒頭の事例のように，刺した後で血管の存在に気づくようでは遅すぎる．**“石橋は叩くのではなく，エコーでスキャンして渡る時代”**だ．では，気道エコーの応用をみていこう．

［応用 1］超音波ガイド下の経皮的気管切開[3)]

超音波でスクリーニングして目印を付けて執刀するのもよいが，経皮的気管切開では気管の正中から針を刺すことがその後の切開孔の維持管理に重要である．通常は気管支ファイバーで内腔からも見ていることと思われるが，**ガイド下穿刺を行うと正中を狙いやすくなる．**穿刺中は針を進める力によって気管が横にずれないようにしっかりと把持することも重要だ．

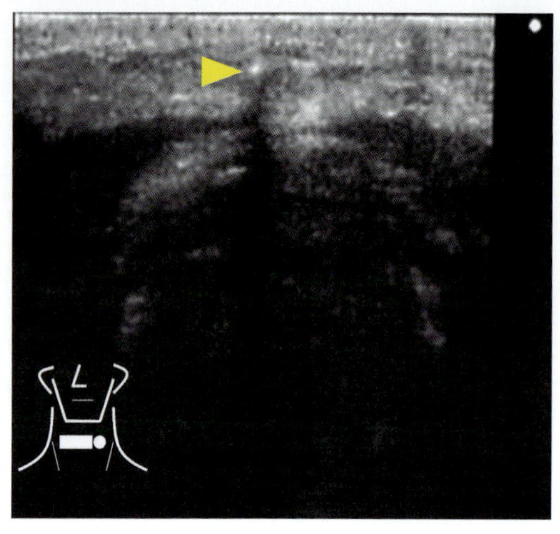

図4　超音波ガイド下に経皮的気管切開用の針を進めている様子

頸部の横断像．穿刺針断面は▷に高輝度の点状の構造として描出され，下方に黒い影（acoustic shadow）を伴っている．ガイド下穿刺は全例で必要なわけではないが，肥満など頸部の解剖情報が把握しにくい症例でも正中を安全に狙える利点がある．穿刺高位は通常第1/第2，第2/第3気管輪間が多く，矢状断像で部位をよく確認する．

［応用２］超音波ガイド下の輪状甲状靱帯穿刺

マスク換気も，気管挿管もできない緊急時の気道確保には，アメリカ麻酔科学会の困難気道ガイドライン，日本外傷学会の外傷初期診療ガイドラインのいずれも輪状甲状靱帯穿刺での対応をあげている．

しかし，体表解剖に基づく部位の同定は非常に困難であることもエビデンスで示されている．**描出に慣れ，時間短縮を図ることで緊急時に役立つスキルを養える**．実際の穿刺技術はミニトラック™挿入や覚醒下挿管時の気管麻酔などを行う機会があれば積極的に利用しよう．穿刺高位が異なるのみで見える像は図４と類似している．

［応用３］気管挿管の確認

現在，食道挿管は医療ミスとして断罪され，病院も数千万円の和解金を支払う時代．**挿管はビデオ喉頭鏡を使えばチューブの声門通過の確認も良好にできるので，古くさい直視のマッキントッシュ型など使う必要もない時代となった**．それでも気管挿管の確認の１つの方法として超音波で声門部を描出し，通過するチューブを見ることができれば便利だ（図５）．聴診による確認は初心者の1/3は判断を間違えるほどあてにならないので過信しないこと．必ずガイドラインで推奨されているカプノメーターや，あるいはエコーなど視覚的に周囲のスタッフ全員で確認できる方法を用いよう．

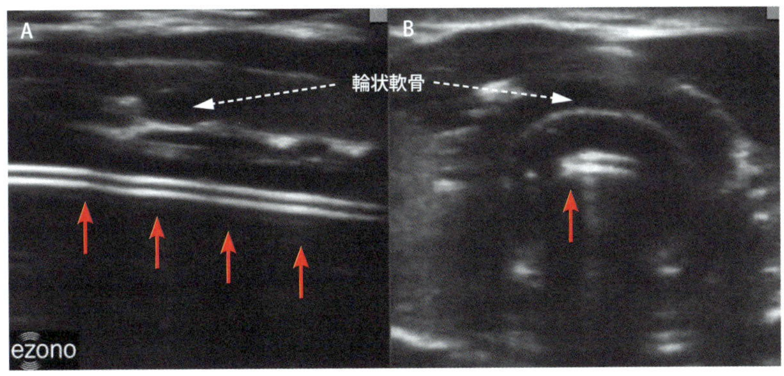

図5　気管挿管の確認

矢状断像（A），横断像（B）を用いて気管内に確実にチューブがあることも確認できる．客観的にチューブの留置をリアルタイムに指導者が把握できる利点があり，マッキントッシュ型喉頭鏡の使用など，施術者と指導者が視覚的情報を共有できない場合に特に有用である．←が気管チューブを示す像．これは小児の事例なのでより鮮明に見えている．なお，片肺挿管かどうかは換気を行いながら左右の横隔膜の動きを認めるかどうかで判断する．

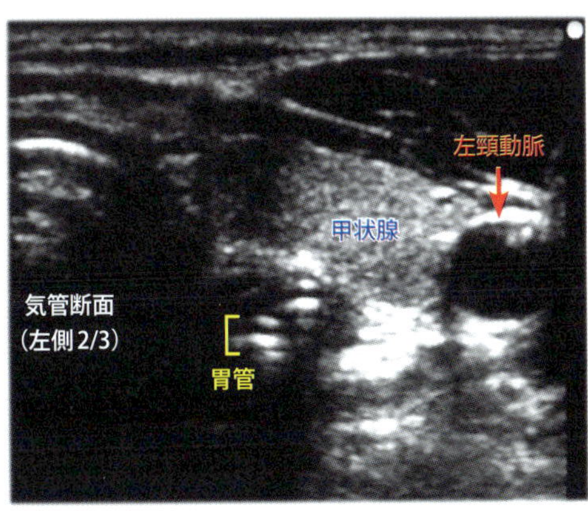

図6　胃管の確認

横断像で頸部を確認しながら胃管を進める際に，気道の横を“こ”の字状の構造物がもぞもぞ動く様子が観察されればそれは頸部食道を進んでいく胃管である．矢状断像に切り替えてチューブの長軸像が見えれば，少なくとも気管内に迷入していないことの確認になる．

［応用４］ 胃管の留置確認

ICUなどで胃管を挿入する場合にも，頸部に超音波をあてながら観察すると頸部食道に管が入る様子を見ることができる（図6）．胃管の気管への誤挿入は頻度が高く，ときに誤嚥や窒息など死亡事故を招く．現在は先端位置の確認にはルーチンにX線撮影することが多いと思われるが，エコーなら少なくとも頸部食道への胃管の進行を確認することで気管誤挿入の可能性をリアルタイムに否定できる．

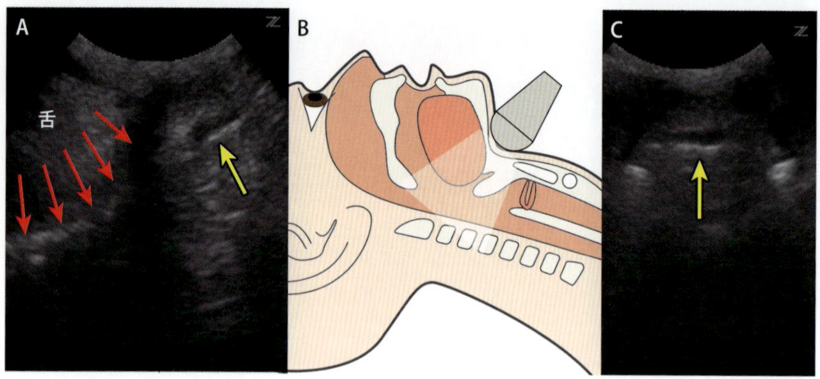

図7　喉頭蓋の超音波像
頸部正中，甲状軟骨の頭側にマイクロコンベックスプローブをあてて喉頭蓋を描出した像．
A）高輝度の舌表面を舌根に向かっていくと，低輝度の細い棒状のエコー像が見える．喉頭蓋は軟骨成分からなるのでこのような低輝度陰影を呈する．
B）観察断面のシェーマ図．舌と喉頭蓋の位置関係をよく確認してみよう．
C）矢状断で喉頭蓋を観察したのち，プローブを90度回転させて横断像を出した図．薄く平べったい低輝度陰影が喉頭蓋横断面である．

4 PEASプロトコールを覚えておこう[4)]

筆者は主に周術期，とくに麻酔の前後に気道観察や評価を超音波で行うことを提唱し，**Perioperative Evaluation of the Airway via Sonography：PEASプロトコール**と名付けている．手術前には，気道の長軸，短軸像で頸部を観察し，万が一挿管困難・換気困難となった場合の緊急気道確保である輪状甲状靭帯穿刺・切開が容易かどうかを確認する．さらに胃内の液体貯留の判断（胃エコー），舌，喉頭蓋，声門の観察を行う（図7）．

術中にはすでに述べた気管チューブの留置確認や，喉頭上デバイス使用中の換気障害に対する声門の評価などに超音波を利用する．術後には咽頭違和感や嗄声に関して声門部とその周囲の観察を実施する．このように，気道超音波は周術期に幅広い応用ができる新しい分野であることがご理解いただけるだろう．

おわりに

気道をエコーで間接的に観察できることは知っているとかなり便利だが，見え方の善し悪しは機種の性能にも大きく依存する．セルジンガー法を利用している経皮的気管切開の手技は，中心静脈路確保と同じ道をたどる．エコーで穿刺部位をスクリーニングし（プレスキャン），必要ならガイド下穿刺を行うことで安全性を高められるだろう．

文　献

1) 「気管切開 ―最新の手技と管理― 改訂第2版」（丸川征四郎/編），医学図書出版，2011
2) 「外科的気道確保マニュアル」（日本気管食道学会/編），金原出版，2009
   ↑上記2冊は外科的アプローチと手技をわかりやすく解説しており，初心者が最初に読む本としてオススメである．
3) 鈴木昭広 ほか：超音波によるプレスキャンを併用した経皮的気管切開術の試み．日本集中治療学会雑誌，20：293-294，2013
4) 鈴木昭広ほか：気道管理における超音波の新しい役割．PEASプロトコールを含めた気道エコーの総説．麻酔，in press 2014

初級編

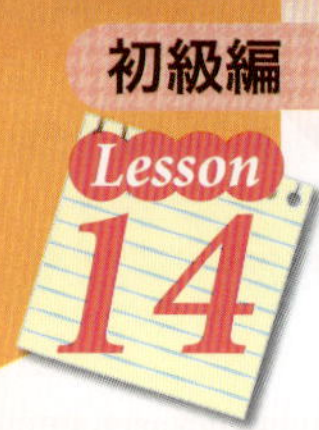

骨折って，エコーでわかるの？

好奇心が育てる骨折エコー

鈴木昭広

① 肋骨骨折・胸骨骨折の有無の確認はX線よりエコーが優れている
② エコーで肋骨骨折を探す場合は“ニセ骨折サイン”に注意しよう
③ 整形外科コンサルトが必要な事例はしっかりX線も撮影しておこう

はじめに

エコーの便利さを実感してくると，何でも超音波で見えるかのような錯覚に陥ることがある．すると，これも見えるの？ あれも見えるの？ どんなふうに？ と新しい使い方を考えはじめる．筆者は時間と状況が許す限り，“とりあえずあててみる”ことをモットーに救急外来でプローブを握りしめ，何か1つでも情報が増えれば，という期待を込めて診療にあたっている．本稿では，これってどう見えるのかな？ という好奇心が育む“骨折エコー”について解説する．

症例 48歳の女性．乗用車運転・直進中に信号無視をした車に左側面から衝突された．救急隊は高エネルギー事故への対応に準じて頸椎カラー装着・全脊柱固定のうえ，酸素10Lリザーバー投与して搬送してきた．早速，外傷初期診療ガイドラインに準じた診療を行おう！ 幸い，生理学的な一次観察ではABCDEに異常を認めず，胸部・骨盤X線もFASTも問題なし．互いのスピードもそれほど出てはおらず，予想よりは事故のエネルギーは小さかったようだ．患者は落ち着いており，強いて言えば胸の痛みがあると訴える．解剖学的な二次観察で，胸部にうっすらとシートベルト痕があるようだ．胸骨部を押すと圧痛あり．心電図の異常はなさそうだ．胸部X線を見直しても肋骨は問題ない．胸骨は… やっぱりよくわからないなあ… と悩んでいると看護師から声．「先生，CTに行きます？」

1 段差を見つけたら骨折を疑え！

日本は世界中のCT装置の1/3を所有する医療大国だ．医療従事者があえて撮影しなくても…と思っても，患者がCT撮影でより客観的な情報を得たいと希望することも多い．しかし，交通事故患者が来るたびに後々の訴訟トラブルを恐れてルーチンにCTを撮るべきなのか，常に悩まされる．CTを懇願する患者への1つの抑止力となる質問は，「胸部のCT撮影1回（6.9 mSv）で，X線写真（0.05 mSv）100枚以上の放射線を被ばくしてしまいますがよろしいですか？」だろう．さあ，こんなとき，エコーで何かわからないだろうか？ 痛みの部位を把握し，圧痛などを丹念に調べてみよう．ズキンとくる圧痛点があればそこを中心にエコーで観察しよう．**使用プローブはリニアで，深度を浅めに描出**しよう．症例の患者では図1に示すように，胸骨に段差を発見したぞ！

2 肋骨骨折もエコーでチェック！

さて，同じように肋骨骨折疑いの患者もエコーで観察してみよう．図2の患者は追突事故を起こした側のドライバーで，シートベルト装着，エアバッグが作動する程度のスピードを出していた．右前胸部の痛みを訴えており，ほぼピンポイントで強度の圧痛点を認め，エコーで観察した事例だ．**リニアプローブを肋骨の**

Column

❖ 外傷初期診療ガイドラインをマスターしよう！

一次蘇生（BLS），二次蘇生（ICLS/ACLS），脳卒中，市中肺炎，細菌性髄膜炎に尿路結石… おいおい，ガイドラインってどれだけ覚えればいいの？ と思う方も多いことだろう．まず優先して覚えるべきは，現場でテキストを開く余裕のない緊急時のガイドラインで，あとはその存在を知っておき，必要時に参照すればよい．救急患者を受け入れる最前線にいるわれわれにとっては各種のガイドラインは専門科医師にバトンを渡すうえでとても便利なツールだ．だって，受け入れる側の専門医たちが，初期治療にあたる医師もこれだけは知っておいてね，と提示してくれる指針だからだ．なかでも，**救急科研修中は必ず外傷初期診療ガイドラインの習熟を心がけよう．外傷患者の訴えに惑わされずに，生理学的・解剖学的に損傷をスクリーニングするテクニックは，科を問わず有用だ**．実際の判例でも，このガイドラインに準じた評価と対応を怠って患者が死亡して過失とされたものまである．処置を自分で行えるかどうかは全く別の問題になるので，研修医の皆さんは，診察の流れをしっかり理解し，重症な外傷や疾患を疑ったらコンサルトできることをゴールに日々実践してほしい．軽症な患者ほど，手順を端折らずにじっくり通して診療するよい機会であり，日々の努力が本当の重症患者対応の際に結実することを忘れずに．

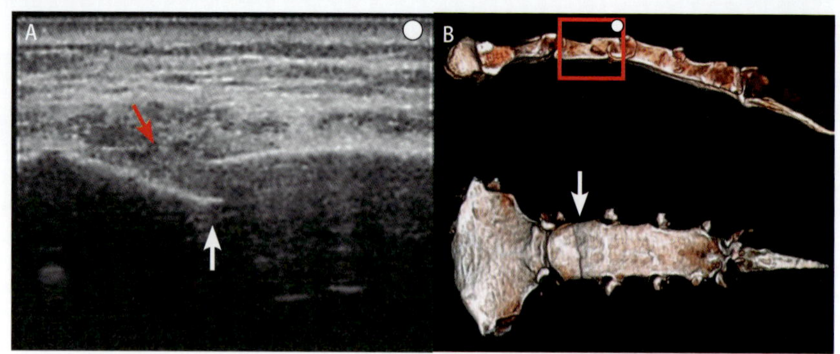

図1　胸骨骨折のエコーとCT

A）胸骨の縦断像にて，骨表面に不連続性（段差：⇨）と前面に血腫と思われるやや低輝度のエコー像（➡）を認める．○はプローブマークで患者尾側を示す．本症例ではプローブの圧迫で痛みが誘発される，sonographic murphy ならぬ sonographic tenderness（←著者が勝手に命名）を認めた．なお，骨はエコー波を強く反射するため，骨表面より遠位は通常，音響陰影状となり観察できない．

B）3D-CT構築像ではエコー図（A）と同じ胸骨の骨折線と骨表面の段差（⇨）を認めている．□がエコーで描出している部分で，骨折で生じた表面の凹凸がエコー図と全く同じであることがわかる．

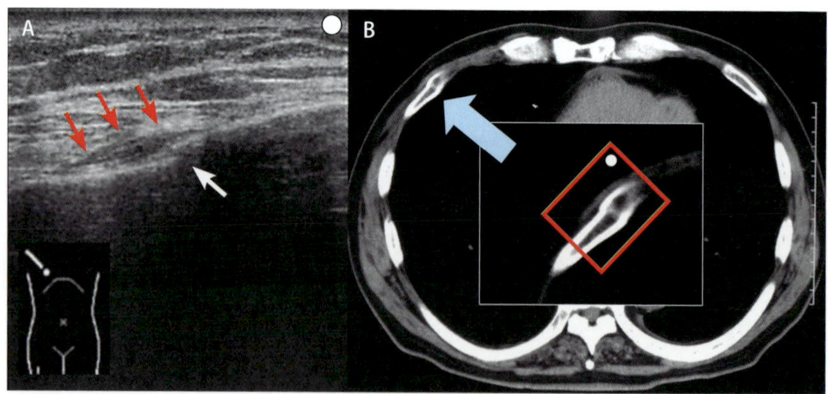

図2　肋骨骨折のエコーとCT

A）肋骨の走行に対して平行になるように最強圧痛点にリニアプローブをあてたところ，骨表面の不連続性（⇨）と，その前面に紡錘状の低輝度エコー（➡）を認め，血腫を示唆している．○はプローブマークで患者左側を示す．肋骨骨折でこのエコー所見を見たら，気胸の有無，血胸の有無をしっかりエコーでスクリーニングしよう（Lesson2，Lesson5参照）．

B）CT像と骨折部の拡大図．□がエコーで描出している部分．

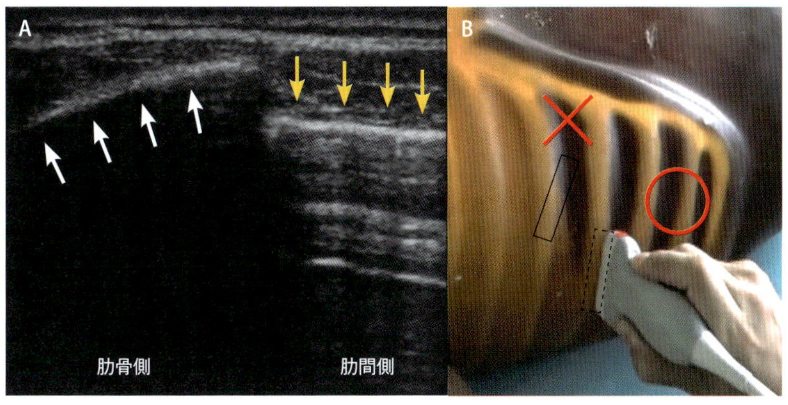

図3 "ニセ骨折サイン"の例
非常にわかりやすい例を提示する．Aの⇨で示す骨表面が突然途絶し，→で示すラインとの段差を生じているため，骨折に見える．しかしこのエコー図はプローブをBの×で示すようなあて方をする際に生じたものだ．プローブの2/3が肋骨に，残り1/3が肋間にあたった結果，それぞれ骨表面と高輝度の胸膜面とが描出されているだけで，骨折ではない．肋骨描出のポイントはとにかく肋骨に平行にプローブをあてることに尽きるので，しっかり練習しておこう．

走行に沿って平行にあてて描出しよう．

Pitfall ▶ **プローブをあてる位置に気をつけよう !!!**

肋骨骨折を探す際には常にプローブが肋骨走行に平行になるように細心の注意を払おう（図3Bの○のように）．もしも，**プローブが肋骨を外れて一部が肋間に及ぶと**（図3B ×の例），**画面上で骨表面が途絶しているように見え，しかも肋間に観察される高輝度の胸膜を骨表面と見誤り，あたかも不連続性や段差があるように見えてしまうのだ**．英語文献ではこれをpseudo fractureと記載しているものもあるが，実際の偽骨折と紛らわしいので，"ニセ骨折サイン"とでも呼んでおこう．段差を認めた場合にはプローブが正しく平行にあたっているか確認するとともに，深度の深い方の線に胸膜のslidingや多重反射，comet tailなどの肺エコー所見を認めないかしっかりと確認する癖をつけよう．

3 エコーで骨折があったらX線やCTを撮るべきか？

肋骨骨折や胸骨骨折はエコーの方が単純X線と比べても骨折の検出率が優れるとされており，エコーで骨折を認めたら，その骨折を確認するためだけに単純X線を追加する意義は少ない．しかし，胸骨骨折では心電図や心エコー，血液検査で鈍的心損傷の可能性があれば，周囲の損傷検索のためのCT検査も考慮されるだろう．また，肋骨骨折においても，気胸や血胸などを客観的に画像に残してフォローするのであれば同様で，各施設により対応は異なる．おそらくエコーだけでOKとするほどの社会的地位は本邦ではまだ確立されていないところだ．

4 折れている！ だけじゃ困るんだよ～

骨折部位によっても対応は当然変わる．整形外科医にコンサルトするなら，「エコーで骨折があるようです！」と言うよりはしっかり単純X線を撮ってから相談すべきだ．図4で示す通り，エコーは骨表面の情報しか提示しないので，四肢の骨折などの場合には「折れている」という情報だけでは治療方針の決定に結びつかない．四肢の骨折を見たら救急初期治療の医師としてチェックしておきたい項目を表に示す．なお，**四肢など健常側と比較できる場合，超音波観察は必ず反対側の同じ部位と比較する**習慣をつけておこう．

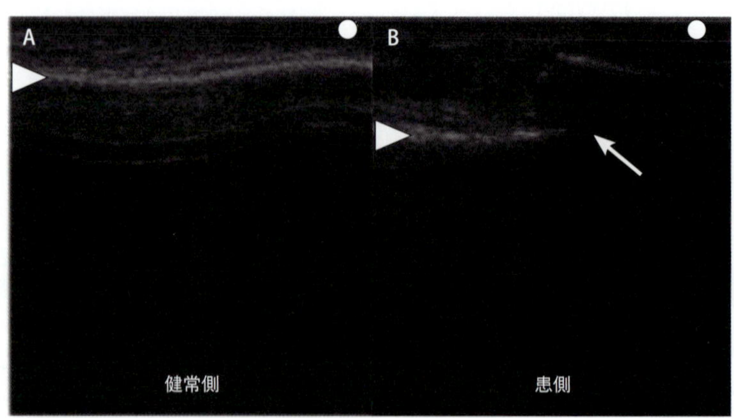

図4　転落による下腿骨折の事例

画面右上の○はプローブマークで，この画面では患者尾側を示す．▷が腓骨表面だが，皮膚から骨表面までの厚みが患側（B）では外傷に伴う腫脹のために増していることがわかる．また，⇨で骨片が外側に転位している．

これらを自分なりに判断したうえでコンサルトし，専門医のフィードバックを得てX線読影の目を養おう．

図4は高所転落でドクターヘリが出動し，搬入された事例で，頭部外傷以外に下腿の骨折を認めた．末梢PMSに問題ない皮下骨折．でも，骨折がどこまで及ぶのか，骨折のタイプはどうか，関節面はどうなっているのか，という情報はこの画像だけでは得られないし，すべてをエコーで解決しようとすること自体に無

表　骨折を見たらコンサルト前に把握しておくべきこと

① 骨折部より末梢のPMS（pulse, motor, sensory）の異常の有無
② 複雑（開放）骨折か皮下骨折か？
③ 解剖学的部位は？〔左右，骨の名称，骨の部位名（近位，骨幹，遠位など）〕
④ 骨折の様式は？（横・斜・らせん・粉砕・圧迫・破裂・剥離・若木・隆起骨折など）
⑤ 転位の有無は？（例えば上肢なら掌側・背側や橈側・尺側など）
⑥ 骨折は関節面に及んでいるか？

A）初診時

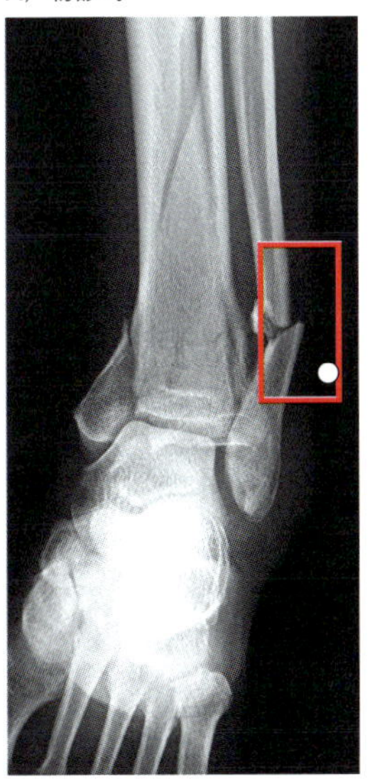

B）手術後

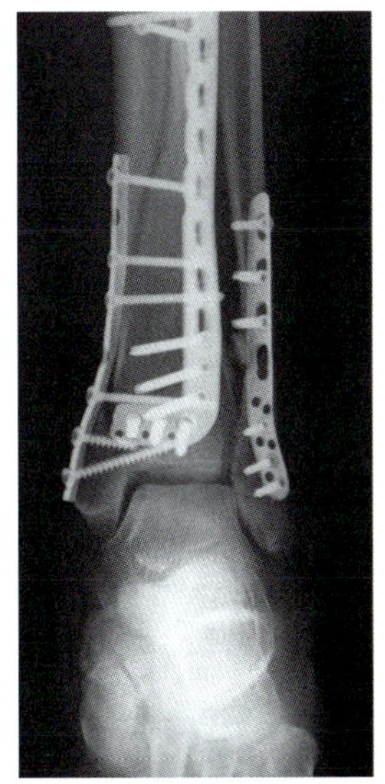

図5　実際のX線写真

初診時のX線（A）と手術後（B）．□は初診時にエコーで見ていた部分（**図4B**）．

正面像だけでも両果骨折に加え，脛骨遠位から関節面に至る骨折線を認め複雑な受傷機転と骨折像を呈している．

理があることがわかるよね？ 骨折があることがわかれば患肢を固定などして安静にし，生理学的に安定していれば解剖学的検索のためにX線撮影へGO！ となる．実際のX線と治療後の写真を図5に示そう．エコーで見ているのは氷山の一角にすぎないことがよくわかる1例だ．

図5を見れば，エコーだけで骨折の状態を把握することはきわめて困難であり，**情報共有能力の高い検査があれば，当然そちらを利用するべきである**ことがおわかりいただけるだろう．自分のエコーの興味を満たすために時間をとられ，重要な次の診療ステップに進むことが遅れることは絶対に避けなければいけない．エコーのスキルアップを図りたければ，ちょっとしたタイミングを上手に利用し，診療の流れを妨げることのないように心がけよう．入院患者のフォローという形でも描出の機会はある．

おわりに

いかがだっただろうか？ X線でも判断が難しい肋骨，胸骨骨折などはエコーで見ることができるととても便利だ．ま，折れていてもいなくても結局われわれ救急医はバストバンドと湿布，痛み止めくらいしかしてあげられないのだけれど…．今回はよい画像がなくて載せることができなかったが，本当は治癒過程をエコーで継続観察するのもまた興味深いものだ．気軽に観察することで，ひょっとして超音波骨折治療（超音波をあてると骨折部位の治癒が促進される）の効果が期待できる… なーんてことはわれわれが通常使用するエコー器ではムリだということだけは医者として知っておこう．

参考文献

1） Griffith, J. F.：Sonography compared with radiography in revealing acute rib fracture. Am J Roentgenol, 173：1603-1609, 1999
↑肋骨骨折の所見をまとめた先人の論文．

初級編

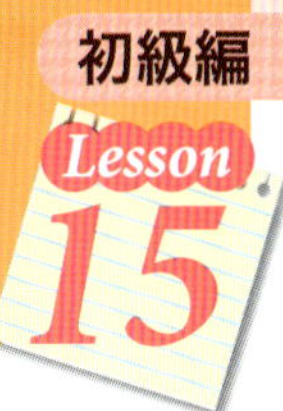

エコノミークラスだけ…じゃない！

ビジネスクラスでも起こる下肢静脈血栓症

鈴木昭広

① 肺血栓塞栓症の原因としては下肢の深部静脈血栓が重要
② 深部静脈血栓の有無は鼠径部，膝窩部の2-pointで観察する
③ プローブ圧迫で静脈がつぶれる“compressibility”が正常所見
④ つぶれない“incompressibility”は血栓を示唆する
⑤ 慣れてきたらヒラメ筋静脈まで観察してみよう

はじめに

過去には日本人には少ないとされていた肺血栓塞栓症．最近では震災時の避難生活などでも予防すべき疾患として注目されたほか，周術期のガイドラインなど[1, 2]でもとり上げられ，医療従事者の認知度は高まっている．窮屈な飛行機旅行の後にも起こることから“エコノミークラス症候群”なんて呼ばれているが，実はゆったりくつろげるはずのビジネスクラス乗客にも発生することを知っているかな？ 本稿では，医療を行ううえで避けて通れない肺血栓塞栓症，その最大の原因となる下肢静脈血栓をエコーで見つける基本テクニックを紹介する．

症例 44歳，男性．自宅の火災で顔面，気道熱傷となり数日間の気管挿管，人工呼吸管理を受けていた．経過は順調で，別人のようだった顔面，および気道の浮腫が消退し，第5病日に抜管，尿道カテーテルも抜去した．翌日ベッド脇のポータブルトイレに移動して用を足している最中に，顔面蒼白，全身冷汗を認め，呼吸苦を訴えはじめた．血圧50 mmHg台，心拍数110回/分，SpO_2＝88％，呼吸数32回/分．傍胸骨左縁短軸像で肺血栓塞栓を示唆する右室負荷の所見が得られた（図1）．

長期臥床後の初回の立位・歩行・トイレ移動時の低血圧・頻脈・低酸素血症．これはまだ弾性ストッキングやフットポンプなどの器材も全く一般的でなかった

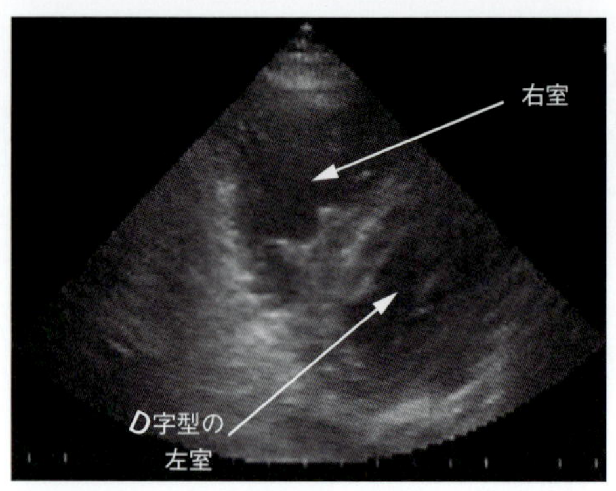

図1　傍胸骨左縁短軸像
右室は拡張し，通常円形を呈する左室は右室に圧排されてD字型に見える．肺血栓塞栓による右室負荷を示唆する所見．

十数年前，私がはじめて経験したきわめて典型的な肺塞栓事例である．D-dimerも外注，Wells scoreすら存在しない当時，私は超音波で手軽に診察する術ももち合わせておらず，確定診断のために夜中に肺血流シンチグラムまでとったことを今でもよく覚えている．肺血栓塞栓は予防が重要であり，原因となる血栓のほとんどは骨盤内〜下肢深部静脈に発生する．急性肺血栓塞栓症を発症した場合には，必ず下肢の静脈血栓の有無も検索するべきとされているが，実際は発症してからでは遅い．**血栓が肺に飛んでいく前に，患者の下肢に血栓があるかどうかを調べる**ことはできないだろうか？

1 解剖のおさらい

図2に下肢の静脈の解剖を示す．四肢の静脈は大きく表在静脈と，深部静脈に分かれる．下肢の静脈で特に重要なのは，外腸骨静脈に注ぎ込む，大腿〜膝窩三分枝（前・後脛骨と腓骨静脈）の経路とそれにつながるヒラメ筋静脈だ．下腿部では1本の動脈に対して2本の静脈が伴走するように観察できる．

2 静脈を描出しよう！

では，まずは静脈血栓がない場合の正常の静脈エコー像を押さえておこう．**観察部位として外せないのは大腿静脈と膝窩静脈の2カ所だ**．大腿静脈〔Lesson9

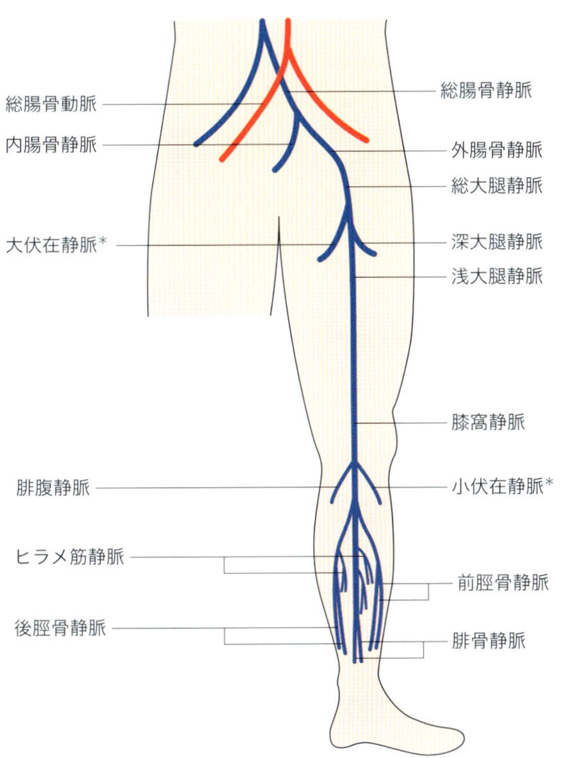

図2　下肢静脈の解剖模式図
下肢静脈血栓症を考えるうえで覚えておくべき重要な静脈経路を示す．（*は表在静脈）血栓は深部静脈に発生し，その多くはヒラメ筋静脈から中枢側へ進展していくとされる．さらに，カテーテル留置に関連して左右の大腿静脈，あるいは解剖学的に圧迫を受けやすい左総腸骨静脈も好発部とされる．

参照〕は中心静脈穿刺などで描出の機会も多く，鼠径部にプローブをあてると仰臥位でも容易に観察できる．**仰臥位で逆Trendelenburg体位（頭高位）にすると静脈は見やすくなる**．一方，膝窩部は膝の曲がる部分〜やや中枢でプローブをあてる．ただし膝窩静脈を仰臥位のままで描出するのは少しコツがいるので，慣れないうちは腹臥位あるいは椅子に座って足を下ろした状態で練習してみよう（緊急時は患者をうつぶせにして詳細に観察することが難しい！）．なお，筆者が**使用するプローブはリニアで，設定は血管がよく観察できる条件（vascularやarteryなど）にする**．一方，コンベックスプローブは視野面積が広いため解剖情報が分かりやすくなる利点があるが，血管は相対的に細く見える．また，血管を見分けるためにはカラードプラモードが便利なので，カラードプラと速度表示の設定ボタンの位置はよく確認しておこう．

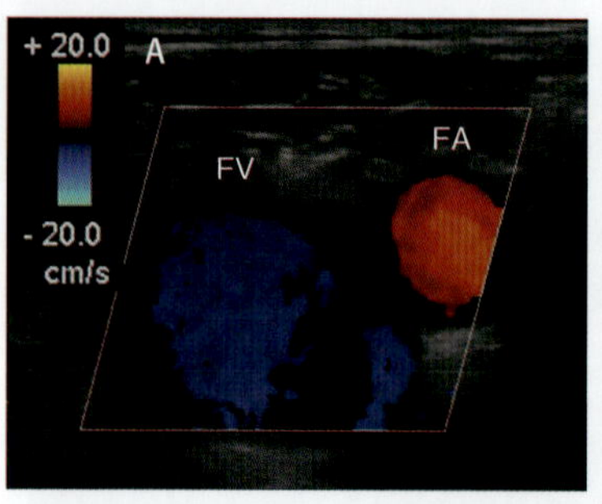

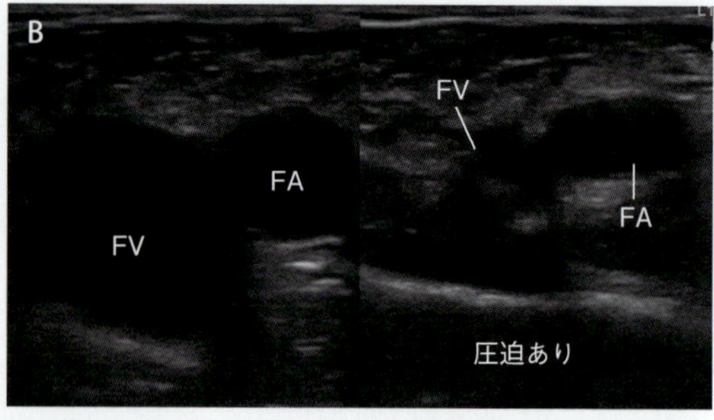

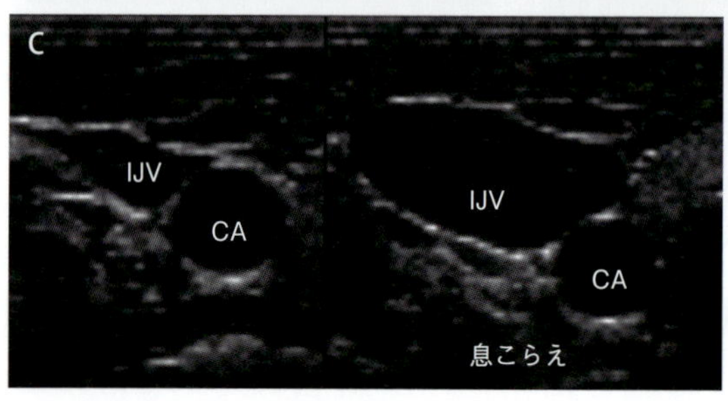

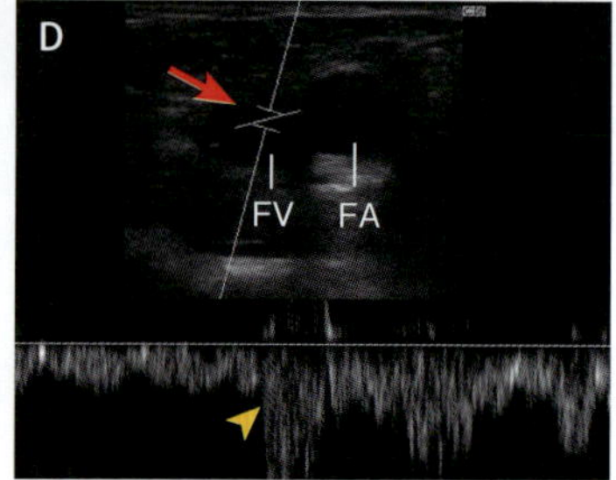

図3　静脈エコーの正常所見
FV：大腿静脈，FA：大腿動脈，IJV：内頸静脈，CA：頸動脈

3 正常所見をマスターしよう！

血管を描出したら以下の正常所見を確認してみよう（図3）.

1）カラードプラ（図3A）

カラードプラモードにすることで，血管に色がついて見つけやすくなる．画面に動脈性の拍動しか認めない場合，ドプラの速度設定が高すぎて血流の遅い静脈が表示されていない可能性がある．設定ボタンを操作してカラーバーに表示されている速度範囲（**図3A**では± 20 cm/s）の値を小さく調整すると，静脈にも色がつくようになる．

2）compressibility（静脈のつぶれやすさ）（図3B）

中枢に血栓による閉塞や高度の狭窄がなければ，静脈は**プローブによる圧迫で容易に虚脱してつぶれる**．これが，**必ず押さえておくべき最も重要な所見**で，compression ultrasound（CUS）とよばれる手法だ．

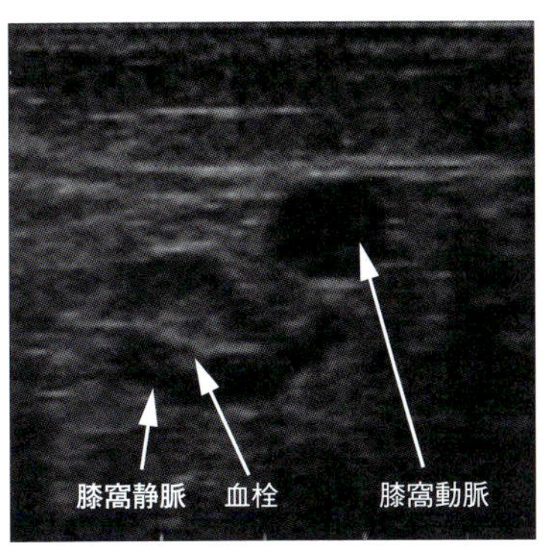

図4　膝窩静脈内に認められる血栓エコー像
膝窩部横断像で膝窩動・静脈が描出されているが，膝窩静脈内に輝度の高い血栓様陰影を認める．これは慢性期の血栓．一般には膝窩動脈よりも静脈が浅い部位にあることが多いが，この例は少し中枢に近い部位で描出したためか，非典型的である．

3）augmentation（静脈の増大）（図3C）

Valsalva法のように，静脈を描出中に息こらえをすると，静脈が拡張して大きくなる．**図3C**は変化がわかりやすい内頸静脈（IJV）を表示してある．CAは頸動脈．

4）パルスドプラ（図3D）

静脈を見つけたら，パルスドプラモードでサンプルボリューム（➡）を静脈内に置けば血流が検出される．このとき，➤のところで下腿（ふくらはぎ）を数回圧迫（ミルキング）すると，血流が増加（下段の下向きの波が増高）するのも見ておこう．

4 異常所見はどうなる？

中枢部に高度の狭窄がある場合，カラードプラで血流を認めない，圧迫しても静脈がつぶれない（incompressibility），息こらえしても径の変化がない，パルスドプラで脈波が検出できない，などが起こる．また，ときには静脈内に血栓自体が描出できる場合もある（図4）．

5 深部静脈，全部調べなきゃダメ？

さて，血栓は先に示した深部静脈の各部位で検出される可能性があるのだが，鼠径部から踵まで経路に沿って入念に足全体を調べるwhole leg CUS studyは時間がかかる．緊急時に不向きであるだけではなく，そもそも初心者には敷居が高く，検査部が業務をしている日勤帯向きのスクリーニングだ．これに対して，鼠径部と膝窩部を観察してcompressibilityの有無を調べる**2-point study**は簡便で実施しやすいため，入門編として最適だ．

Point ▶ Bernardiの論文をしっかり理解しよう

今回の2-point studyはJAMA 2008年に掲載されたBernardiらによるRCTをもとに紹介しているが，オリジナル論文[3)]は有症状で下肢静脈血栓が疑われる患者の治療方針決定にあたりwhole leg studyと2-point studyが同等の診断能力をもつかどうかを比較したもの．whole leg studyでは深部静脈血栓を鼠径～膝窩３分岐，またヒラメ筋静脈までincompressibilityの有無やカラードプラを用いてすべて検索し，異常がなければ３カ月間の経過観察とした．2-point studyでは大腿と膝窩静脈でincompressibilityがなく，かつD-dimerが陰性の者，あるいはD-dimerで異常を認めたがエコーの再検査を血栓の進展が生じる１週間以内に行って有意所見のなかった者を３カ月間の経過観察とした．その結果，両スクリーニング法で死亡者数に有意差が出なかった，というものだ．つまりwhole leg studyをしても完全には死亡事例を防げず，それなら2-point study＋D-dimer測定の**くり返し**で同等の効果が得られる，という趣旨だ．

Pitfall ▶ 2-point studyの欠点

骨盤～下肢静脈の深部静脈血栓症は，病型として血栓が膝窩静脈より中枢側にできる ① 中枢型（腸骨型，大腿型）と，末梢側にできる ② 末梢型（下腿型）に分類される．通常，中枢型に対しては下大静脈フィルターの留置が考慮される．2-point studyは中枢にある危険な血栓を発見するのに優れていると言える．反面，血栓が初期に発生するヒラメ筋静脈を観察しないので，血栓形成の初期，例えばごく短期間臥床していた患者のリスク判定にはあまり向いていない．ヒラメ筋レベルにある血栓は自然消失例がある一方で，塞栓をきたすものもある．東日本大震災の深部静脈血栓のスクリーニングでは，もっぱら膝窩とヒラメ筋静脈をスキャンしていたようだ．

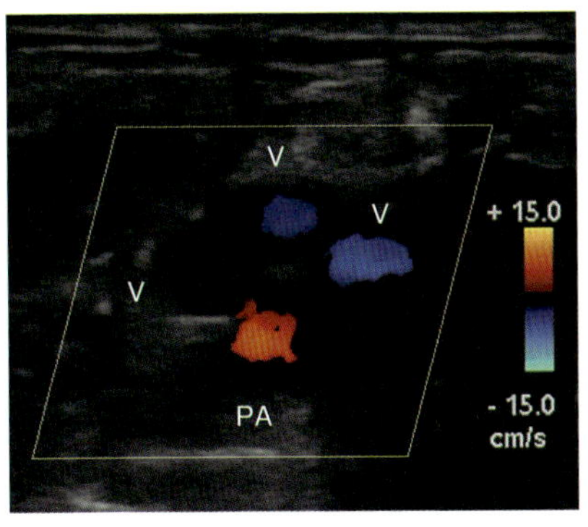

図5　膝窩部での描出
膝の屈曲部（しわのできる部位）での描出．すでに膝窩静脈（V）が3本に枝分かれしているのがわかる．目的とする血管を観察しながら末梢にプローブをずらしていくのがコツ．1～2cmごとに圧迫してつぶれるかどうかを丹念に観察したり，血栓エコー像を探す必要があるので根気がいる．PA：膝窩動脈

6 膝窩～ヒラメ筋静脈も見ておこう！

では最後に，血流停滞で生じる血栓の初発部位として重要なヒラメ筋静脈の描出にも挑戦してみよう．筋肉内にある低輝度の血管陰影を探すことになるので，膝窩静脈をまず描出し（図5），カラードプラを利用したり，compressibilityで確認しながら静脈を同定し，少しずつ血管を下方に追いかけていくとよい．腓腹筋の下層にあるヒラメ筋静脈に注目するが，膝窩から静脈は3分岐し，末梢にいくほど枝分かれしてどんどん細くなっていくので観察は意外に困難だ．プローブを1，2cmずらすたびに圧迫を加えて静脈のcompressibilityを確認するのだが，一度やってみると意外に時間がかかることが理解できるだろう．この描出に慣れれば，「臥床中の患者のフットポンプ装着が遅れた！ 血栓ができていたらどうしよう？」なんていう場面でエコーを使ってincompressibilityを発見！と役に立つ場合があるかもしれないぞ．

Column

❖ すーさんのひとこと言わせて！：血栓は時間とともに姿を変える!?

静脈血栓は急性期から慢性期に至る過程で超音波所見が変わる．**急性期の血栓は完全閉塞しており，しかも輝度が低いため，単に血管が拡張しているだけのように見えることがある（時に動脈より太い）．血栓そのものを見出すことは実は困難なことが多い**ため，CUSやカラードプラなどの併用が重要だ．亜急性期には血流が再開し始め，**慢性期になると血栓は高輝度となり，血流のある部分との違いが際立つ**のでBモードのみでも判断しやすくなる．院内発症の肺血栓塞栓事例を経時的に追うことで見る目を養うしかない．筆者の施設では救急科が院内肺塞栓チームメンバーとしてコンサルトを受けるため，重要な描出の機会を得ている．

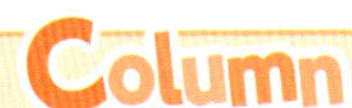

7 後顧の憂いを絶つにはやっぱりwhole leg??

肺塞栓の予防や治療に携わる機会の多い人に，最後にJAMAに掲載されたJohnsonらのレビュー論文[4]を1つ紹介しておこう．Bernadiの論文[3]では，もし大腿，膝窩のserial 2-point studyの結果が陰性でも，その後1週間以内に再検査が必要であり，結果によってはくり返し経過を追わなければならないので長期的には煩雑である．JohnsonらはBernadi論文を含む7論文，4,731人の患者のメタアナリシスを用いて，1回のwhole leg CUS studyで結果が陰性であれば，抗凝固療法を行わなくても3カ月後の予後が変わらない，と結論している．Whole legでじっくり時間をかけて1度で終わらせるか，2-pointで簡便にリスク評価を行って定期フォローするか，患者状態と自分のスキルに応じて使い分けてみよう．

おわりに

エコーで太い血管の描出と穿刺などに慣れてきたら，少しずつ末梢にも目を向けてみよう．細い静脈の描出は今回勉強した静脈血栓症に使えるだけではなく，上肢ならPICC（peripherally inserted central catheter：末梢挿入型中心静脈カテーテル）の挿入などでも使える．われわれの"第3の目"となるエコーの利用機会はこれからもますます増えていく．研修医時代にできるだけ慣れ親しんでおこう．

文献

1） 肺血栓塞栓症および深部静脈血栓症の診断，治療，予防に関するガイドライン(2009年改訂版)：http://www.j-circ.or.jp/guideline/pdf/JCS2009_andoh_h.pdf

2） 肺血栓塞栓症/深部静脈血栓症（静脈血栓塞栓症）予防ガイドライン：http://www.jsth.org/committee/ssc07_03.html

↑ガイドラインは専門家が英知を集めてわれわれ専門外の医師が知っておくべき必須ポイントをまとめてくれているreview．畑違いの分野こそ目を通す習慣をつけよう．

3） Bernardi, E., et al.：Serial 2-point ultrasonography plus D-dimer vs whole-leg color-coded Doppler ultrasonography for diagnosing suspected symptomatic deep vein thrombosis: a randomized controlled trial. JAMA, 300：1653-1659, 2008

↑本稿で紹介した2-point studyの論文．

4） Johnson, S.A., et al.：Risk of Deep Vein Thrombosis Following a Single Negative Whole-Leg Compression Ultrasound：A Systematic Review and Meta-analysis. JAMA, 303：438-445, 2010

↑メタアナリシスを用いて1回のwhole leg CUSの有用性を示した論文．でも医師が毎回whole legするのはやはり現実的には厳しいよね．

初級編

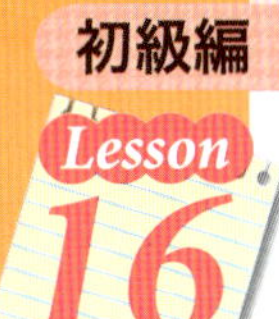

灯台もと暗し!?
軟部組織も超音波で見よう

鈴木昭広

① 軟部組織もエコーで見える
② 蜂窩織炎や下腿浮腫なども見てみよう
③ 異物除去などに利用できる

はじめに

エコーで見るのは何も深部にある臓器だけではない．麻酔科領域では筋肉や神経を描出して超音波ガイド下ブロックなどを行うし，整形外科領域では関節を見たりもする．今回は，全身を包んでいる皮膚，皮下組織に超音波をあてて見よう．蜂窩織炎と異物の2つを紹介するが，それ以外にもいろんな応用ができるはずだ．

1 軟部組織エコー

症例1 70歳の女性．下腿を打撲してから創部の化膿と蜂窩織炎を発症．3週間の治療でも改善せず炎症は増悪し，肝腎機能障害，DICを発症してきたため当院救急科に紹介．救急外来で心機能をざっと評価したが明らかな異常は認めなかった．ビリルビン値は18もあり，全身は黄染している．そんななか，蜂窩織炎を示唆する発赤が両下腿から臍下にまで広がっており，全体に腫脹がはげしい．この足，どうなってるんだろう？ エコー装置のスイッチを切ってしまう前に，リニアプローブに切り替えて下腿にあてて見たのが図1Aだ．

図1Bは患者の大腿部外観．黄疸による皮膚黄染がありわかりにくいが紅斑を伴っている．超音波で観察すると皮膚（↔浅い部分）部には明らかな異常を認めず，皮下組織（↔）部分に玉石を敷き詰めたような像が得られた（※）．

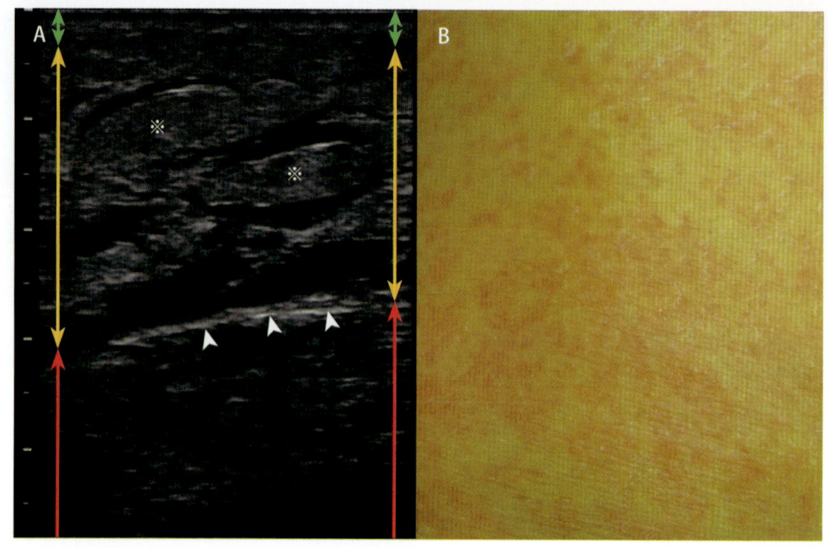

図1　蜂窩織炎のエコー所見と実際の皮膚

これは**cobblestoningと呼ばれ，蜂窩織炎で見られやすい所見**だ．筋肉部分（→）には目立った異常はなく，炎症に伴う組織の浮腫や浸出液を示す低輝度陰影は筋膜（▷）の直上までで留まっており，病変の主体が皮下組織であることが理解できる．軟部組織エコーでは，もしも切開などの処置を予定する場合，低輝度部分が血管ではないことをカラードプラで確認しておく方がよい．

この患者さんは血液浄化を含めた集中治療を行い，2カ月後に維持透析のできる病院へ転院となった．回復した大腿部を観察したのが図2である．

外見上も皮膚の黄染もなく，発赤も改善している．エコー所見では皮下組織の厚み（↔）が大幅に減少（1.5cm）していることが分かるだろう．cobblestoningは消失し，水分の存在を示す低輝度陰影も認められない．このように，皮膚所見とともに経過を追ってみると変化がよくわかる．▷は筋膜部，→は筋肉．

いかがかな？心不全による下腿の浮腫はどう見えるの？ 丹毒のときは？ など，軟部組織に対する新たな興味がわいてくるのではないだろうか？ では続いて体内異物の検索を紹介しよう．

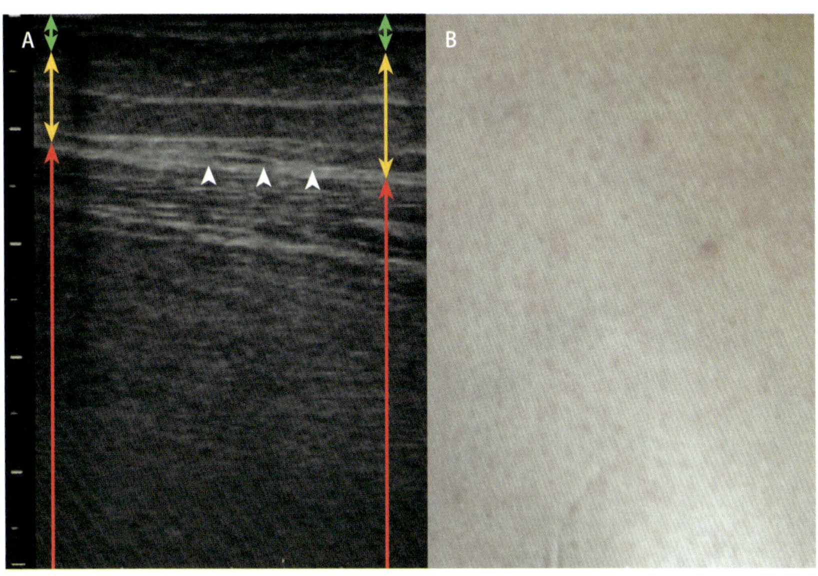

図2　回復後の大腿部

2 体内異物の検索

症例 2 50歳代の男性．大腿部に銃弾が当たり，骨折をきたして搬入．幸い重要血管や神経損傷は免れており，バイタルも安定．創外固定と異物除去が予定された．図3に示すように，大腿内側部に銃弾が残存している．手術室に患者を搬入したのち，整形外科より異物への最短アクセスのために体表からの部位の把握の依頼があった．

さて，依頼を受けた私は，銃弾の構造をもとに頭のなかで図4のようなエコー所見を想像した．しかし，それらしい所見は認められず，角度を変えても音響陰影像のみが確認できる状態であった．とりあえず，異物までの距離を測り，最短距離でアクセス可能と考えられた部位にマジックで印をつけて執刀開始となった．

3 摘出した姿を見て納得

執刀後ほどなくして銃弾は摘出されたが，弾頭は骨にあたって大きく変形していた（図5B）．そもそも図4のような砲弾状に描出できると思っていたことが誤

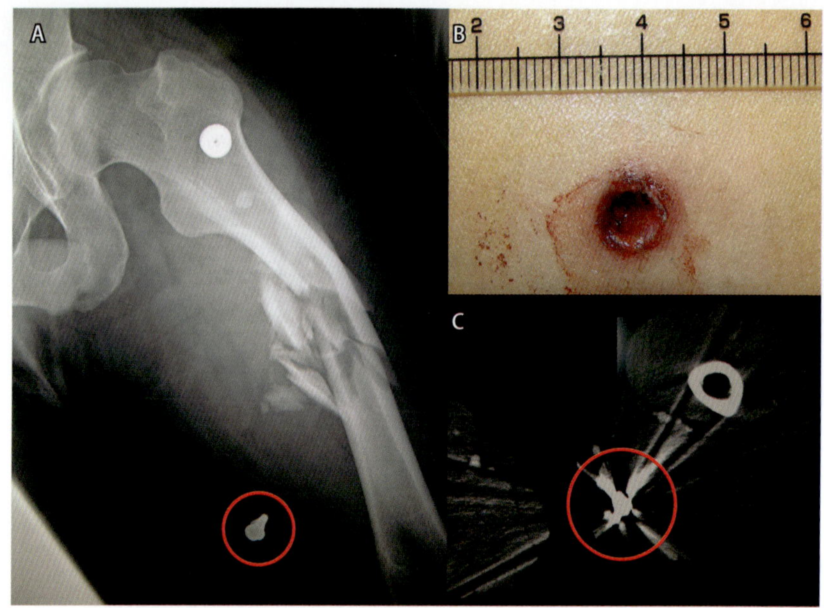

図3　左大腿部の異物

A）単純X線写真．左大腿骨骨幹部の粉砕骨折を認め，異物（弾丸）は大腿内側に残存（○）．
B）射入口．創口周囲に挫滅輪（表皮剥脱）を認めるが煤や火薬の付着はなく，遠射であると推定できる．射出口はなく盲管射創である．
C）大腿部CT写真．異物周囲にアーチファクトを認める（○）．

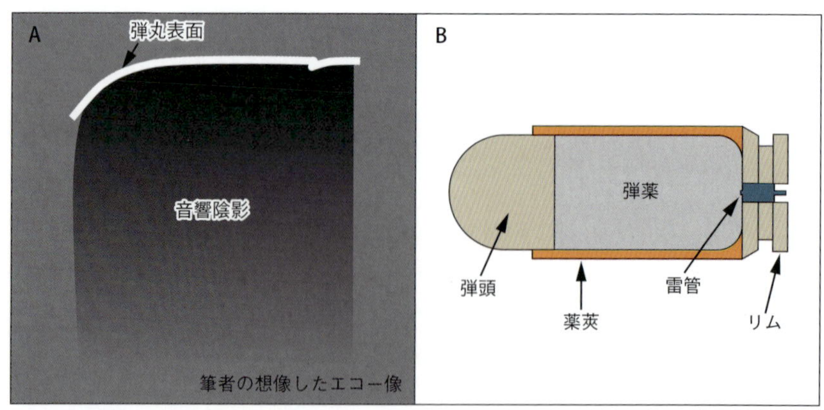

図4　銃弾ならこう見えるはず!?

Aが筆者の想像した超音波観察で見えるはずの弾丸の姿．砲弾型の高輝度の外縁と，深部に続く音響陰影．Bは一般的な銃弾の構造を示す．
実は，この弾全体が射出されるのではなく，**実際に飛んでくるのは弾頭部のみ**である．ドラマや映画での銃撃シーンで見られるように，薬莢部は拳銃本体に残ったままで撃ち終った後にシリンダー部をあけてパラパラと足元に捨てているのを思い出そう．

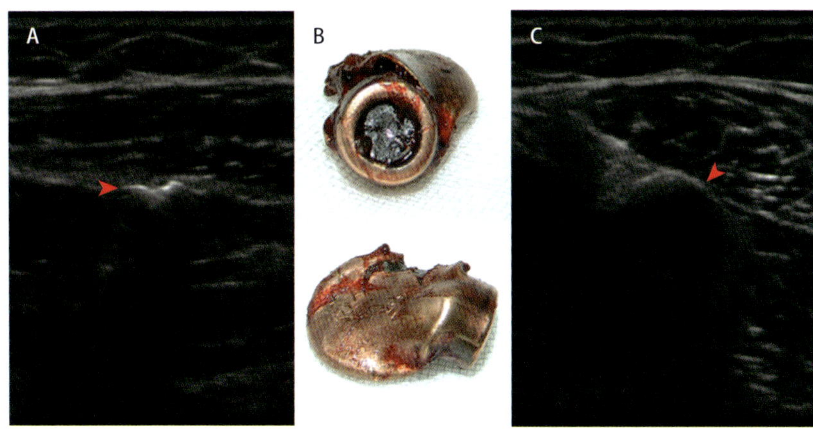

図5　弾丸（弾頭）のエコー像
A）遠位の音響陰影を伴う高輝度の不整な線状陰影を認める（➤）.
B）摘出した弾頭を2つの異なる方向から撮影したもの.
C）音響陰影を伴う半円状の高輝度陰影（➤）．弾頭尾部の円形構造と思われる.

りであることも理解できた．かろうじて弾頭の尾側部のみが円形をとどめており，その部分の描出はできていたようだ.

おわりに

皮膚科や形成外科，乳腺外科などではルーチンに臨床で使用していることと思うが，軟部組織もエコーで見るとなかなか奥深い．筆者が銃創をエコーで描出する機会はおそらく今後全くないだろうと想像するが，将来，読者の方々の何かのお役に立てば幸いである.

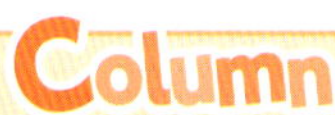

❖ ところ変われば…

銃社会の米国と異なり，日本では銃創は極めて稀で，一生に一度遭遇するかどうか程度…と思っていた．しかし，九州から来ている麻酔科医は「前にいた病院ではよく来ていましたよ」と全く動じる様子もなかった．皆，「それ本当!?」と思っていたが，2013年７月の新聞を読んで納得．なんと九州のとあるエリアで **“発砲事件が１年間発生しなかった”ことが記事になっていた**のだ．皆さんも，平和な北の国へ引っ越してきませんか？

アドバンス編

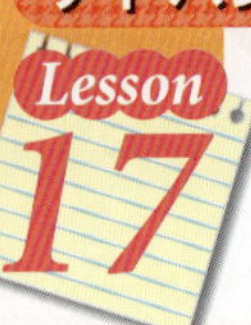

知ると知らないでは大違い！

超音波ノボロジーとアーチファクト

豊田浩作

①「あてて見るだけ」から「あててキレイに見る」へ
②深度，ゲイン，フォーカスを駆使して最良の画像を手に入れよう
③フレームレート調整でなめらかな動きを観察しよう
④アーチファクトにだまされるな！自衛のテクニックを身につけよう

はじめに

ここまで読み進めてきた頃には，読者の皆さんもそろそろエコープローブの操作と描出に慣れてきたことであろう．そこで本稿では少しこだわりをもって，より良質な画像を描出するための操作法を解説する．また，たとえ良質な画像を描出したとしても，ときには鑑別診断の妨げになるような不可解な画像に出くわすことがあるかもしれない．そのような読影の際に陥りがちなピットフォールの原因のひとつである超音波画像のアーチファクトについて解説したい．

1 画質調整法（knobology：ノボロジー）

超音波機器には一般的にいくつかのデフォルト描出設定が組み込まれており，機器を起動したらプローブをあてるだけで，ある程度の画質の像を描出することができる．デフォルト設定での基本画像の描出に慣れてきたら，よりきれいな画像を得るためにマニュアルで細かい描出設定をしてみよう．

ここでは，より質の高い画像を描出するために最低限知っておきたい画質調整法を解説する．

数多くの調節ツマミがあり心が折れそうになるが，重要なものはそれ程多くない．まずは断層法の基本設定として，①視野深度，②ゲイン，③フォーカス，④コンプレッション，の4種類の調節パラメータを知っておこう（図1）．

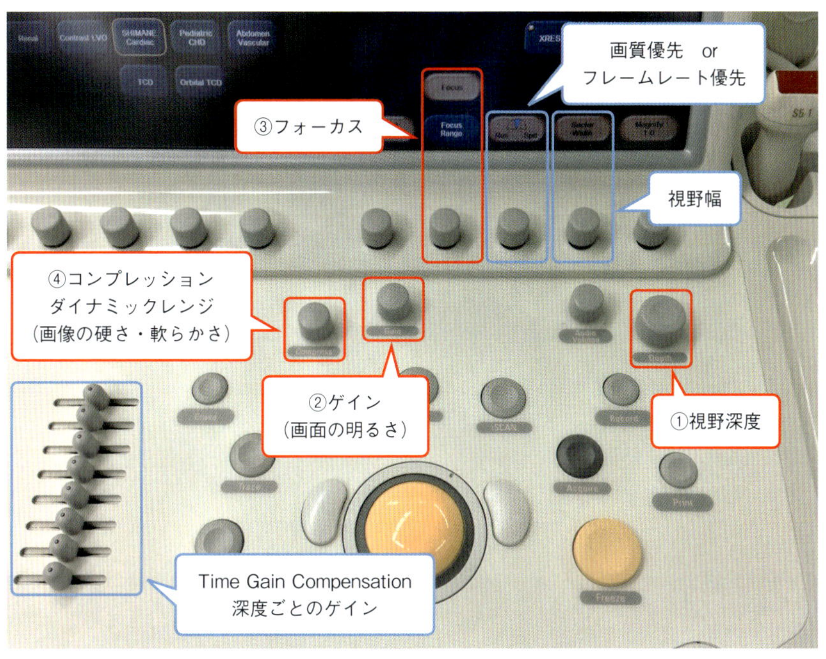

図1　超音波機器の設定パネル

1）視野深度

一度に多くの画像情報を得ようとして，つい深めの視野深度に設定してしまいがちだが，視野深度が深すぎると観察したい対象物のサイズが小さくなり，またフレームレート（後述）も低下する（図2）．最初は深めの深度で描出をはじめ，観察したい対象物が中央から視野深度の3/4程度の深さに位置するように深度を浅くしていこう．

このように対象物の遠位側も描出しておくことで，超音波ガイド下穿刺をする際に血管や神経などの誤穿刺を避けることができ，また音響陰影や多重反射など対象物の遠位に生じるアーチファクト（後述）から対象物の性状を判別できることがある．

経胸壁心エコーを施行する際には，まず機器の初期設定の深度で観察し，心臓の大まかな大きさを把握しよう．基本深度と一般的な心臓の大きさの関係を普段から見慣れておくと，心拡大などの異常所見を直感的に捉えることができるようになる．またこの際も，心臓のむこう側の領域を一度は必ず観察する習慣をつけておこう．そうすることによって，心臓後方の胸水や大動脈解離などの重要所見

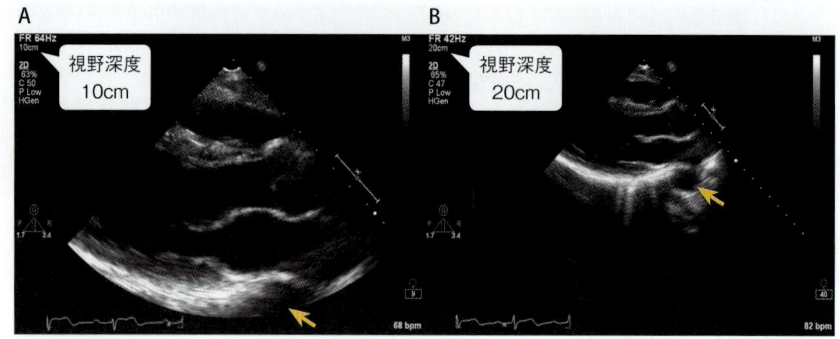

図2　視野深度の調整
A）視野深度10cmでは，左房後方の下行大動脈が半分しか見えておらず，解離や胸水の存在を見落とす可能性がある．
B）視野深度20cmでは，興味対象物の表示が小さくなり，かつフレームレートが低下している．

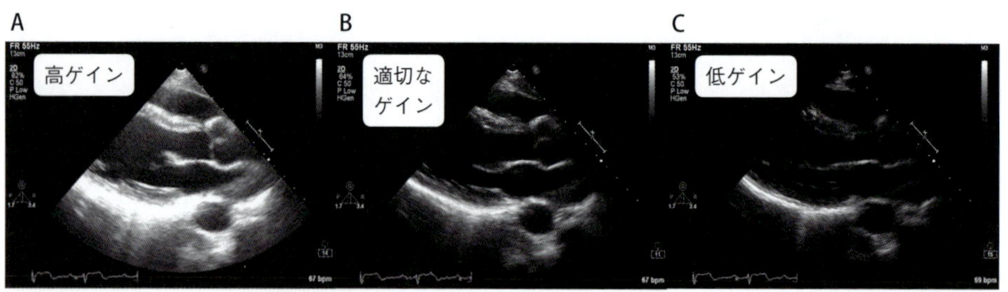

図3　設定ゲインによる画像の違い
Aはゲインが高すぎるために画像が白く飽和しており，Cはゲインが低すぎるため，ともに組織内性状の鑑別が困難である．

を見落とすリスクが低くなる（図2）．

2）ゲイン

ゲインとは，組織からの反射信号の増幅度を調整して画像の全体的な明るさを変化させる機能のことをさす．

ゲインが高すぎると全体的に白っぽく，低すぎると黒っぽい画像となる（図3）．血管内や心腔内の血液が画面の背景とほぼ等しい黒色となるように設定しよう．また，輝度の高い部分が白く飽和しないように設定する．白く飽和した状態では組織内性状の鑑別が困難になる．

ゲイン設定のひとつとしてtime gain control（TGC）という機能を備えた機

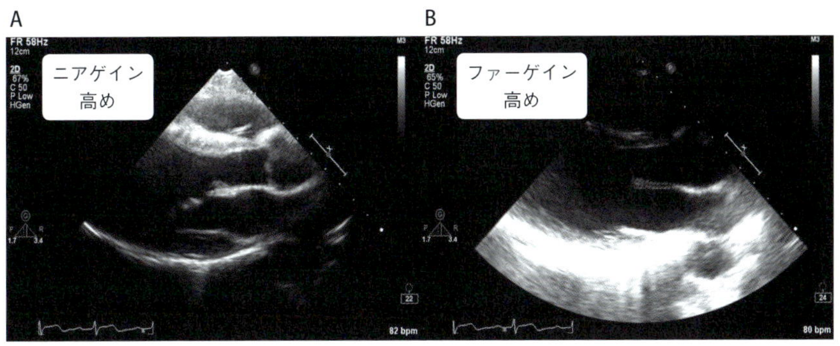

図4　time gain controlの調整

種もある．超音波は組織により減衰を起こすため，深い位置からの反射信号は弱く，黒っぽい表示となる（図4）．TGCとは画像深度にあわせたゲイン補正を行う機能である．

memo 時は金ではなく距離なり！

TGCは深度にあわせたゲイン調節なのに，なぜ時間（time）と名付けられているのだろうか？ それは，超音波画像の表示深度は超音波パルス発射から反射信号の到達までの時間から，超音波の軟部組織内平均音速（1,540 m/秒）を用いて対象物の深度を逆算して表示しているためである．つまり，超音波機器の世界では距離＝時間なのである（後述のフレームレートの項で解説）．

3）フォーカス

プローブから発射された超音波ビームの幅が最も狭くなる点を焦点（フォーカス）といい，方位分解能（画面横方向の解像度）はこの位置において最も高くなる．フォーカス位置は，画像の深度スケールの近くに表示されている（図5）．

高機能の超音波機器では同時に複数のフォーカスを設定する機能が付属しているものもある．

4）コンプレッション，ダイナミックレンジ

ゲイン調整が画像の明るさの調節であるのに対して，コンプレッションは画像のコントラストの調節である．

受信波にはきわめて幅の広い信号強度の幅（100～150dB）を含んでおり，この信号を256階調のモニターに表示できるように信号強度幅の対数圧縮（コンプ

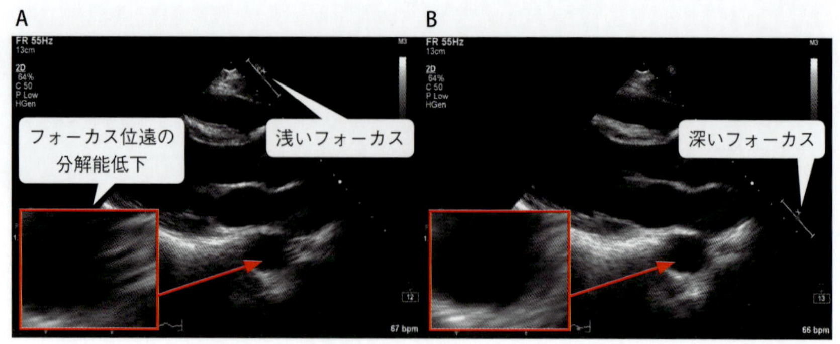

図5　見たいところにフォーカスをあわせよう
Aはフォーカス位置が近すぎるために，Bに比べて後壁や下行大動脈壁の組織性状の鑑別が困難となっている．

レッション）がなされる．圧縮を強くすることで，画面に表示できる信号幅（ダイナミックレンジ）を広げることができる．ダイナミックレンジが広いと，全体的にグレー調の柔らかい画質となり組織内性状の識別がつきやすくなる（図6A）．逆にダイナミックレンジが狭いと，白黒のはっきりとした硬い画質となり，血管や心内膜面と血液の境界が明瞭となるため径の計測などの定量的評価に有用となる（図6B）．

2 フレームレートに気を配ろう

良質の超音波断層画像とは，対象物の細かな構造が詳細に観察できる（距離分解能と方位分解能がよい）ことに加え，速くて細かい対象物の動きが滑らかに観察できる（時間分解能がよい）画像であるといえる．

ここまでの4つのパラメータを適宜調整することにより，デフォルト設定に比べてより臨床診断に適した画像を描出することができるであろう．さらにもう一歩踏み込んで，フレームレートを意識した設定を考えてみよう．フレームレートとは，動画において単位時間あたりいくつフレーム（映像・コマ）が処理されるかという値である．一般的には1秒間のフレーム数を指し，多くの超音波機器においては，単位としてHzが用いられる．フレームレートが高いと動画の動きは滑らかになり，低いとカクカクとしたコマ送りの動画になる．

セクタースキャンによる断層像の構築を，ボール1個を使った野球のノック練習に例えてみる．

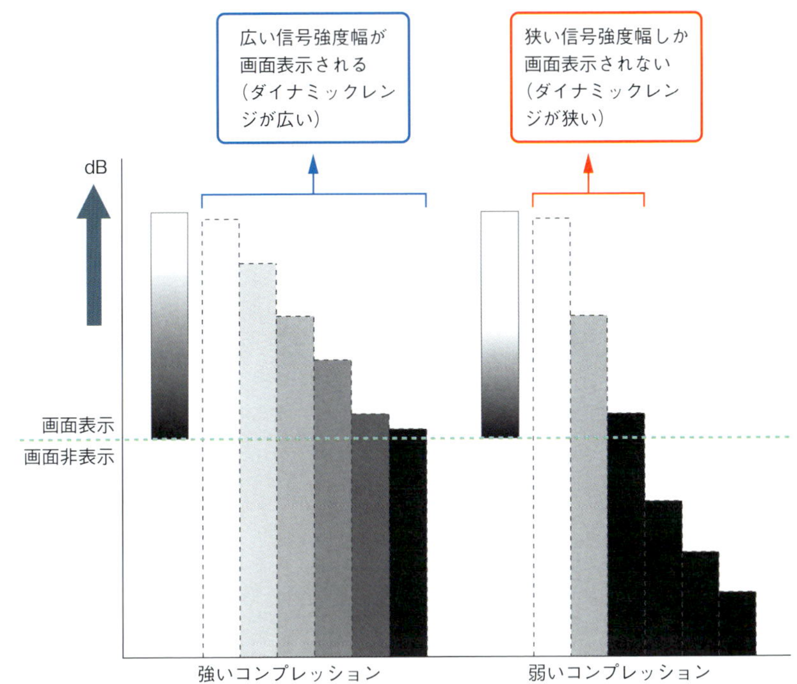

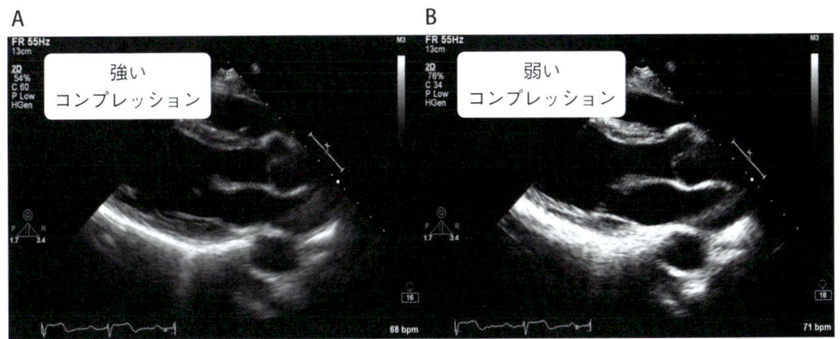

図6　ダイナミックレンジは画像コントラスト調整
Aは圧縮が強いため，組織内の微妙な性状の観察が可能．Bは圧縮が弱く組織の性状の観察には不利ではあるが内膜と内腔との境界面は明瞭となるために心腔の内径計測等には適している．

内野の守備練習で，監督が4人の内野手に2球ずつ計8回のノック練習をしている（図7，野手が受けたボールはホームに直接返球すると仮定）．1回のノックと返球に1.5秒かかるとすると，4人がそれぞれ2回ずつひとわたりノックを受

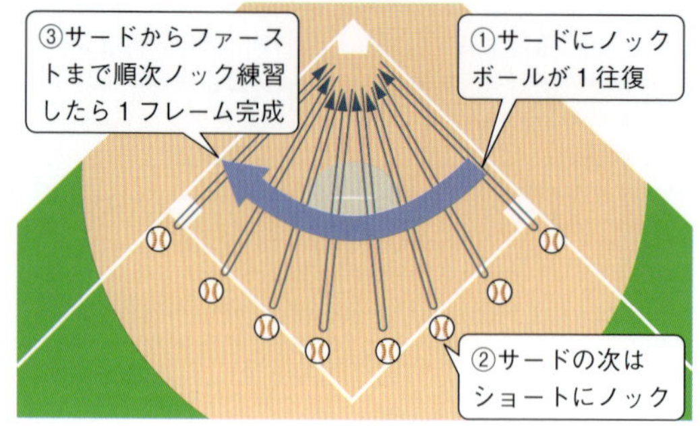
③サードからファーストまで順次ノック練習したら1フレーム完成
①サードにノックボールが1往復
②サードの次はショートにノック

図7　セクタースキャンはボール1球を使ったノック練習

内野（浅い視野深度）のノック練習は短時間で1セット完成．守備範囲に対するボールの密度は高い．注：図上では8球のボールが表示されているが，実際には1球のボールを順次使い回している．

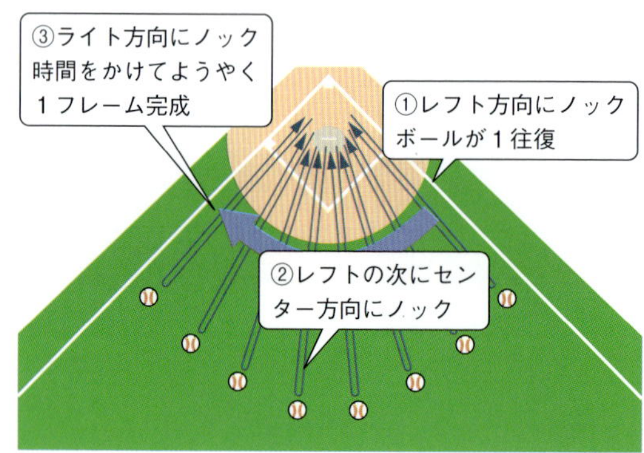
③ライト方向にノック時間をかけてようやく1フレーム完成
①レフト方向にノックボールが1往復
②レフトの次にセンター方向にノック

図8　外野のノック練習は時間がかかる

外野（深い視野深度）のノック練習は長時間で1セット完成．同じ球数でもフィールドに対するボールの密度が低い．

ける（これをノック1セット＝画像1フレームとする）のに要する時間は12秒．1分間にできるノックのセット数は5セットとなる．しかも内野の狭い守備範囲に8球のボールが飛んできてくれる．つまり，フィールドに対するボールの密度が高い（走査線密度が高い＝方位分解能がよい）状態である．

続いて外野手にノック練習をする．守備位置が深いので1本のノックと返球に4.5秒かかるとする．そうすると，外野への8球のノックにかかる時間は36秒，1分間にできるノックのセット数は1.7セットとなる．しかも広大な外野の守備範囲に8球しか飛んでこない．つまりフィールドの広さに対するボールの密度がきわめて低い状態である（図8）．

つまり，視野深度が浅いと内野手へのノック練習と同様にセット数＝フレームレートが高くなり，かつボールの密度＝走査線密度が高い状態となる．逆に視野深度が深いということは外野手へのノック練習と同様にフレームレートが低くかつ走査線密度が低くなることを意味する（図9）．

ここまで，ノックの頻度とボールの密度の関係を理解いただけたであろうか．

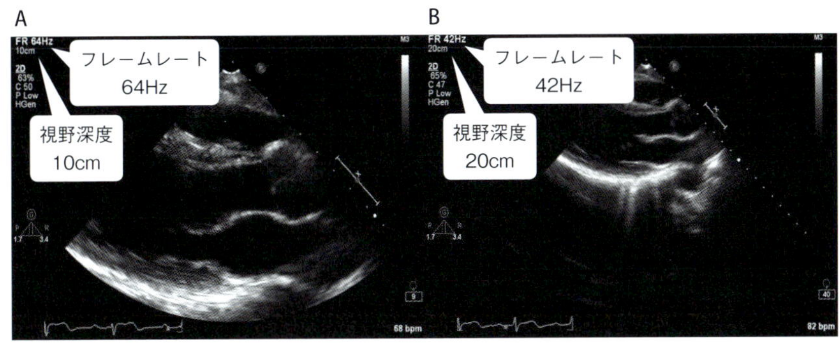

図9　視野深度とフレームレートの関係
視野深度が浅いとフレームレートが高く画像はよりなめらかになり，視野深度が深いとフレームレートが低く画像がコマ送りのようにカクカクとなる．

では1分間に行うノックのセット数を上げる（フレームレートを上げる）にはどうすればよいだろうか？

1）より質の高い画像を得る工夫：フレームレートを有効活用するには？

監督が速い球を打って野手が速い返球をすればよいが，これは現実的には不可能で，フィールド内でのボールの移動速度は基本的に一定である（超音波機器では軟部組織内の音速は一定で1,540m/秒と仮定されている）．

では，内野手が1人2球ずつ受けるのではなく1球ずつに減らせばよいのではないだろうか？ これは確かにノックのセット数を上げるには有効で，セット数は単純に2倍になる．しかし守備範囲に対して飛んでくる球の数は半分になるので，フィールドの広さに対するボールの密度が低くなる（走査線密度が低下する＝方位分解能が低下する，図10，11）．

ならばファーストとサードの野手にはちょっと休んでもらっておいて，セカンドからショートだけの守備特訓をすればよい．守備範囲を狭く限定してやれば（走査画角を狭くすれば），その部分だけは濃密なノック練習（球数あるいはノックのセット数の増加）ができる（図12）．

おわかりいただけただろうか．フレームレートを上げる方法（1分間に行うノックのセット数を上げる方法）は主に以下の3つである．

① 視野深度を浅くする（＝守備位置を浅くする）
② 画角を狭くする（＝守備範囲を狭くする）
③ 走査線密度を下げる（＝球数を減らす）

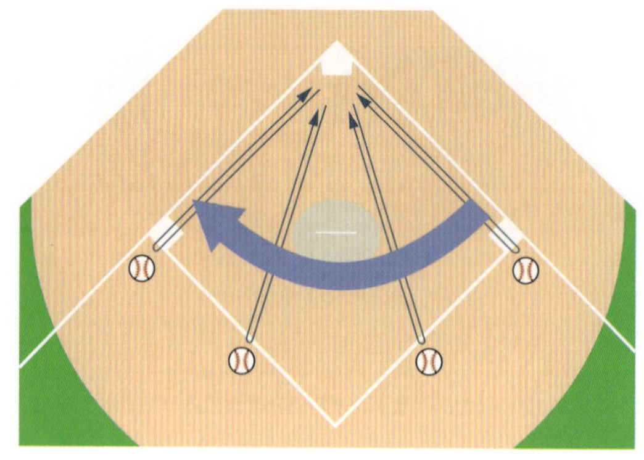

図10　球数を減らせばセット数はアップ

球数を減らせば，ノック練習は短時間で1セット完成．
しかし守備範囲に対するボールの密度は低い．

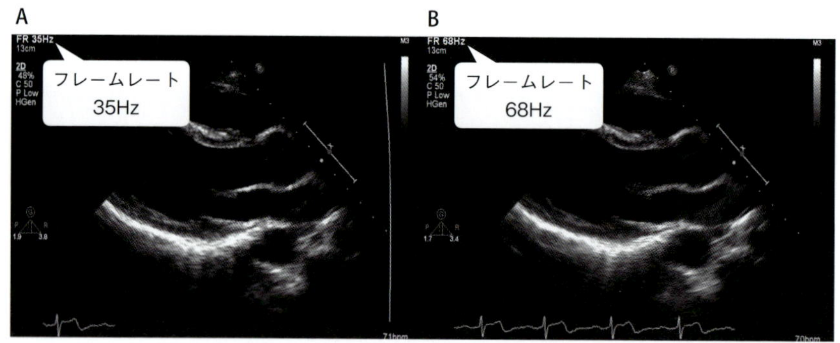

図11　フレームレートを上げるだけでは全体がぼやける

Aは走査線密度を上げて画質を優先した設定．Bは走査線密度を低下させてフレームレートを優先した設定．BはAに比べてフレームレートは68Hzと高いが画質はやや低下している（なお，走査線密度を低下させてフレームレート優先にした設定では，機器の自動設定により周波数調整が行われ可及的に解像度の低下を抑制している）．

3 アーチファクト

超音波機器は，以下の７つの仮定に基づいて画像を構築している．

① 超音波は直進する
② ビームの直線上にある構造物からのみエコーが戻ってくる
③ 戻ってくるエコーの振幅の大きさは構造物の反射特性のみに関連する
④ 超音波の伝播には距離1 cmにつき常に往復で13 μ秒かかる
⑤ 超音波ビームの幅は縦横両方向に充分小さい
⑥ 受信したエコーはすべて最後に発信した超音波パルスが戻ってきたもの

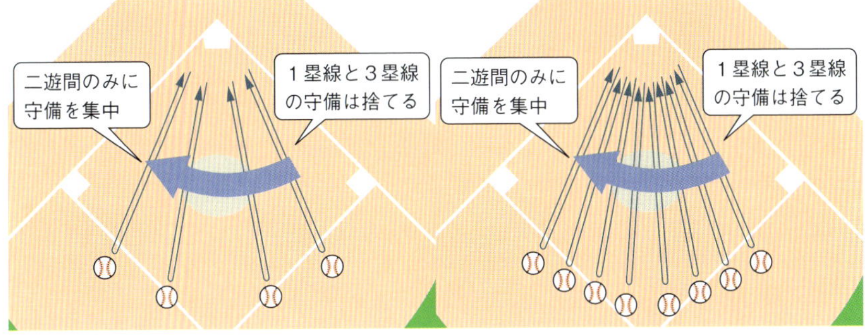

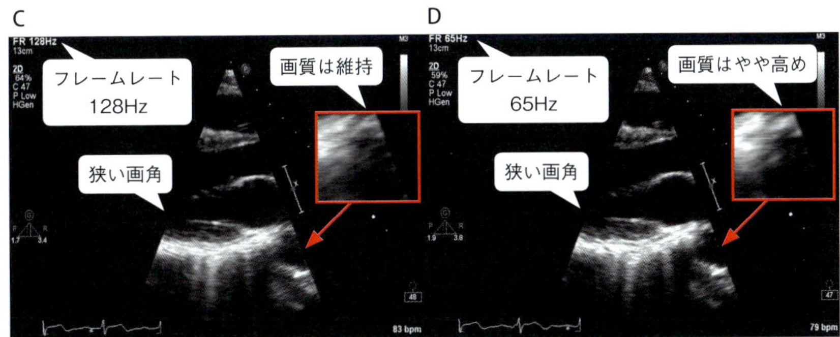

図12　見たい部分に走査画角を集中させよう

A）狭い角度の守備で球数を減らせば短時間で1セット完成．守備範囲に対するボールの密度は維持．
B）狭い角度の守備では，守備範囲に対するボールの密度は高い．
C，D）視野深度を浅くし，走査画角も狭く設定．Cの画像は走査線密度も低下させているためフレームレートが128Hzときわめて高くなっている．房室弁など速い動きの構造物を観察するには適している．Dの画像は走査線密度を高くし，解像度がやや向上しているがその代わりにフレームレートが65Hzと低下している．

である
⑦ 超音波の減衰は常に一定の割合で起こる

しかし実際には上記の仮定に反する事象が起こることによって，下記のような現象が起きる．

① 本来存在しないものが構造物として表示される
② 本来表示されるものが表示されない
③ 本来あるべきではないところに見える
④ 実際とは，大きさや形状が違って表示される

これらの現象をアーチファクトという．

以下に，超音波装置を用いて検査をするときに出会う頻度の高いアーチファクトを解説する．

1）音響陰影（acoustic shadowing）

ある構造物が，超音波を強く反射するあるいは減衰させるものの後ろにあると，その構造物から反射される超音波が弱くなってしまう現象．

❶反射による音響陰影

超音波を強く反射させるものは，それの後ろにある超音波を弱めてしまうので，その領域は暗くなり，まるで影ができているように見える（図13）．

❷屈折による音響陰影：refraction shadowing

超音波のビーム幅よりも大きく，湾曲した構造物の端の後ろ側で起こる（図14A）．

端にあたった超音波ビームが屈折によって広がってしまうこと（defocusing，図14B）や，伝播速度の異なる構造物内を通る超音波が干渉をおこすことが発生機序として考えられている．

2）多重反射

強い反射体と探触子の間で，超音波がくり返し反射することにより，プローブと強い反射体の距離の整数倍の位置に虚像を結ぶ（図15）．

あるいは，強い反射体の前後の表面，あるいは近接した2つの反射体の間で，超音波がくり返し反射することにより，2つの反射体の距離の整数倍の位置に虚像を結ぶ（図16）．2つめの機序でできる多重反射のうち，極めて間隔が短くて彗星の尾のような虚像を引くものを“comet-tail artifact”と呼ぶ．

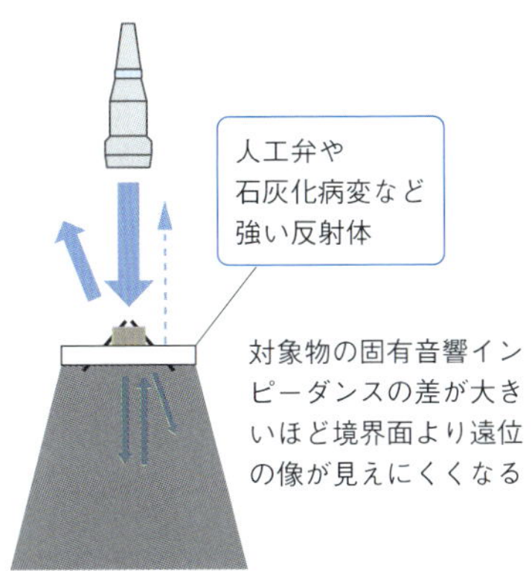

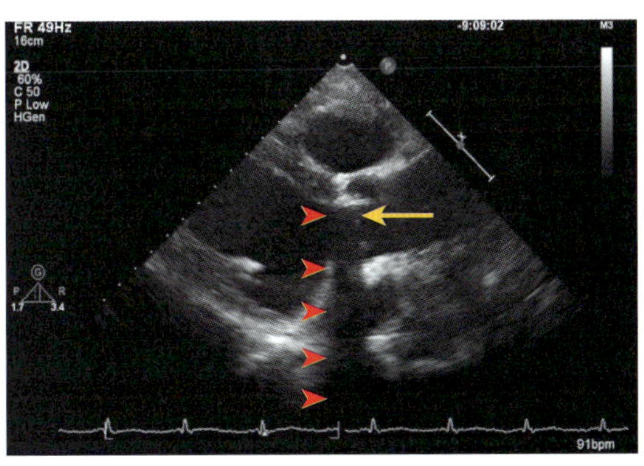

図13　反射で音響陰影ができる機序

➡は大動脈弁位の機械式人工弁，➤は音響陰影による画像欠落.

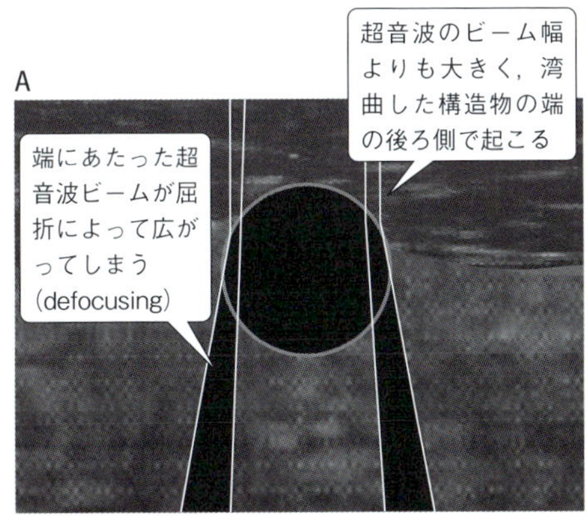

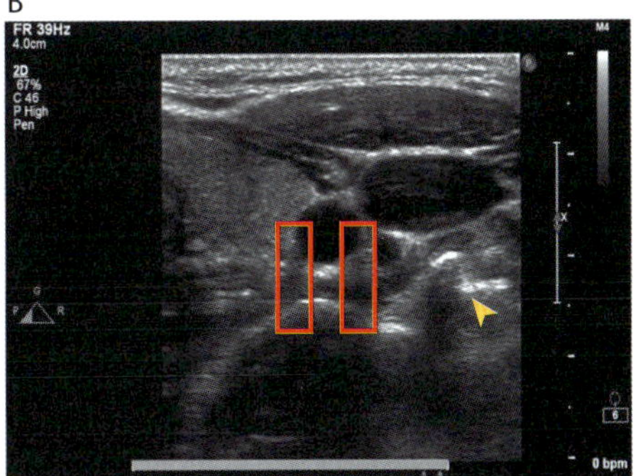

図14　屈折で音響陰影ができる機序

A）屈折による音響陰影のイメージ図

B）□は総頸動脈のdefocusingによる音響陰影，➤は椎体横突起の反射による音響陰影

3）ミラーイメージ

高反射体を鏡面として，ある構造物の鏡面対称像がその反対側にできるもの.本来の構造物とその虚像（ミラーイメージ）は，高反射体から同じ距離にある（図17）.

4）サイドローブ

超音波の中心ビーム（メインローブ：主極）の周辺にサイドローブ（副極）と

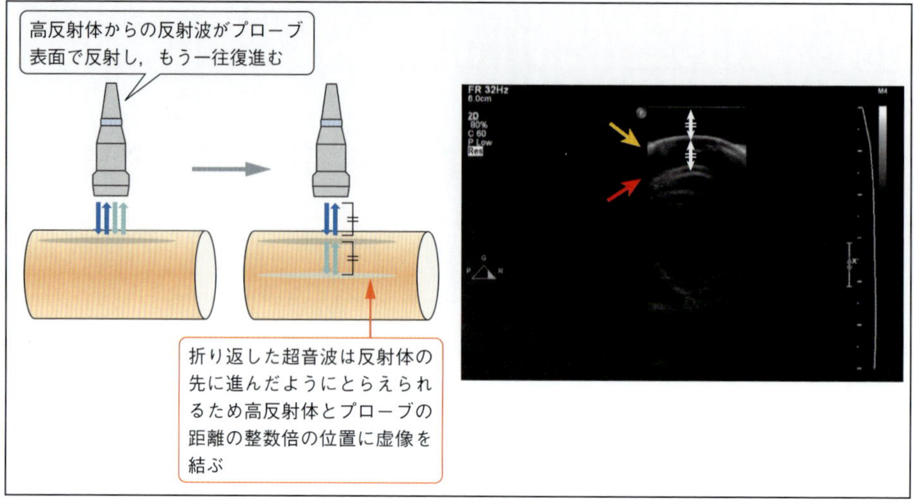
高反射体からの反射波がプローブ表面で反射し，もう一往復進む
折り返した超音波は反射体の先に進んだようにとらえられるため高反射体とプローブの距離の整数倍の位置に虚像を結ぶ

図15　プローブと高反射体の間で生じる多重反射
➡は上行大動脈前壁（実像），➡は前壁の多重反射（虚像）

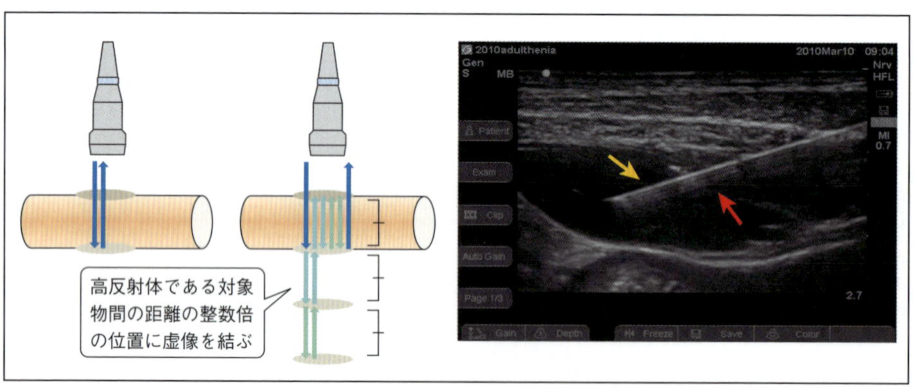
高反射体である対象物間の距離の整数倍の位置に虚像を結ぶ

図16　高反射体同士の間で生じる多重反射
➡は神経ブロック用穿刺針（実像），➡ブロック針の多重反射（虚像，comet-tail artifact）

呼ばれる複数の弱いビームが漏れている．メインビーム上の反射体はメインビームの軸線上の構造物として表示されるが，サイドローブの軸線上にある構造物からの反射波も，メインローブからの反射波と誤認されてメインローブの軸線上の構造物として表示される（図18）．

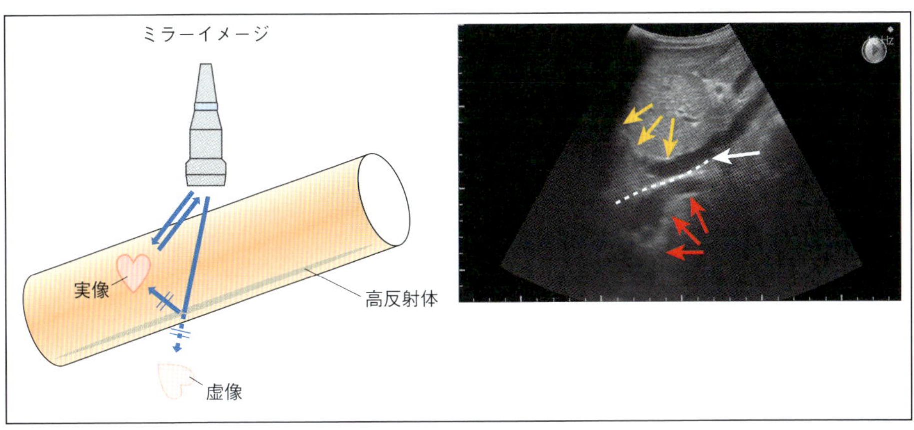

図17　下大静脈の血管壁（白破線）を鏡面とした，肝辺縁のミラーイメージ
→は肝辺縁の実像，⇒は鏡面（下大静脈壁），→は肝辺縁の虚像．

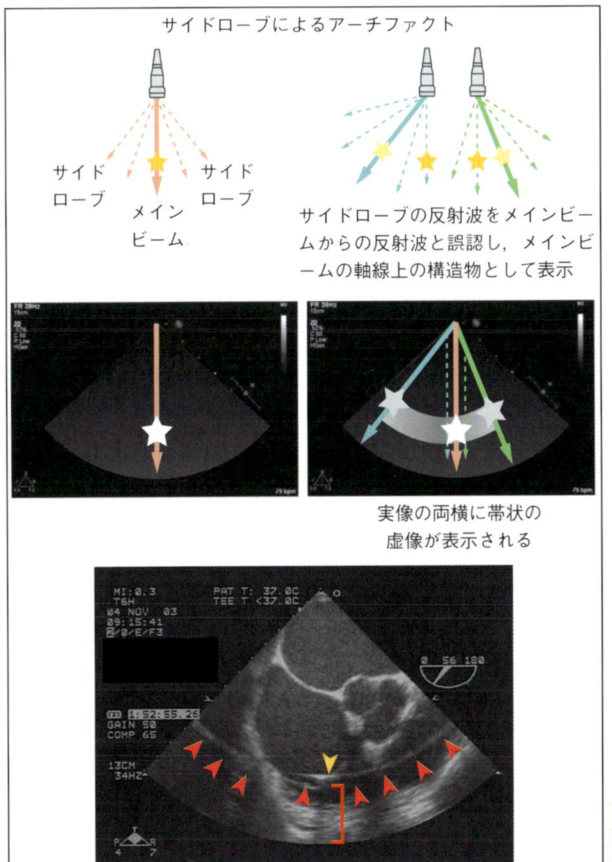

図18　サイドローブ発生の機序
➤は肺動脈カテーテル（実像）
➤はサイドローブ
⊓は実像による音響陰影

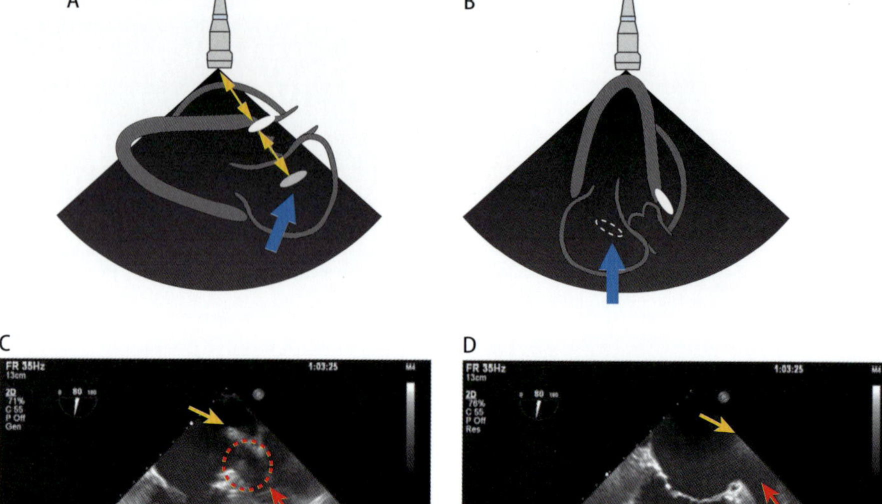

図19　別の方向・角度から見てみよう①
A）血栓？石灰化病変による多重反射のアーチファクト？
B）傍胸骨ウィンドウから心尖部ウィンドウに変更することで像が消失→アーチファクトと考えられる．
C）→クマジン陵，→左心耳の血栓？クマジン陵の多重反射？
D）→プローブ位置をずらしてクマジン陵を画面外に移動，→血栓の虚像が消失．クマジン陵による多重反射であったと考えられる

通常はサイドローブからの信号は非常に弱く画像上に結像しないが，サイドローブの方向に人工弁や空気などの高反射体が存在するとサイドローブによる虚像が出現する．

4 アーチファクトの鑑別法

もしアーチファクトか実像か判断に窮する症例に出会ったとき，どのようにすればそれが虚像かどうかを確認できるだろうか．

■ アーチファクトを見抜くためのテクニック

有用な鑑別法のひとつとして，プローブの位置を変えて観察する方法があげら

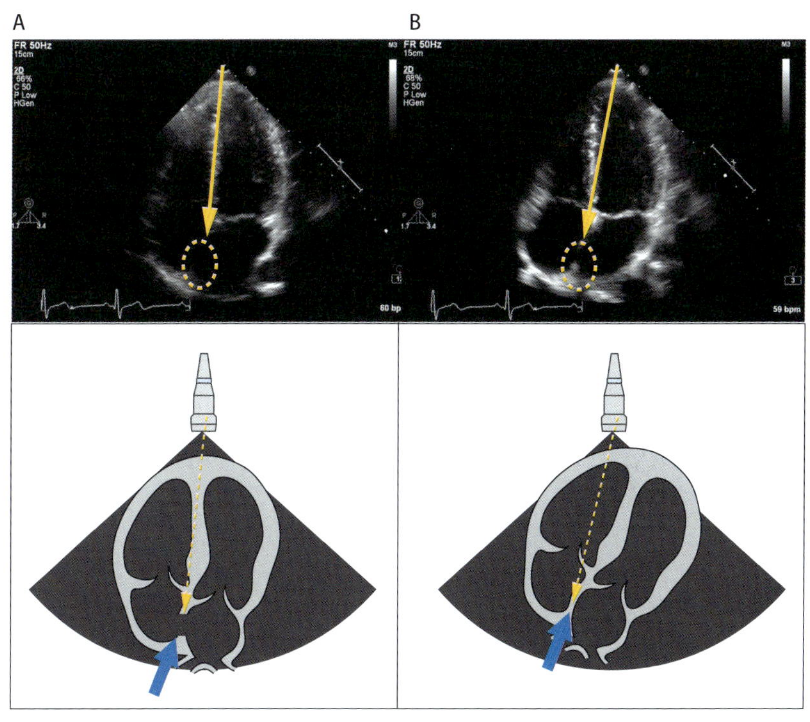

図20　別の方向・角度から見てみよう②
A）心房中隔欠損？エコー方向と平行になることによる実像の脱落（ドロップアウト）？
B）プローブの位置をずらしてエコーの角度を変えることでドロップアウトと判断できる

れる．例えば疑わしい所見がもし多重反射による虚像であれば，プローブの位置をずらすかウィンドウを変えることにより虚像が消えるか，あるいは虚像の位置が画像上で移動する（図19）．これは多重反射・ミラーイメージ・音響陰影など反射によるアーチファクトで有用である．

また，エコーの照射方向と対象物のなす角が平行になると，反射波がプローブに返ってこないために像が欠落する，ドロップアウトと呼ばれるアーチファクトが起こることがある．この場合，エコーウィンドウを変えずにプローブの位置をわずかにずらし，エコーの照射角と対象物との角度を変えるだけで，欠落していた像が表示される（図20）．

このように，もし疑わしい所見を見つけたときには，その画像のみを注視するのではなく，別の視点や別の角度から観察することによって多くのアーチファクトは鑑別することができるであろう．

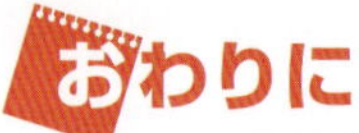

おわりに

上記のように，超音波機器のデフォルトの画像描出設定にわずかに手を加えるだけで，見違えるように読影に適した画像を得ることができる．一般的な画像描出に慣れてきたら是非とも試みていただきたい．

また，普段描出する画像のなかには，気付いてはいないだけでさまざまなアーチファクトが数多く隠されており，ときにはこれが正しい鑑別診断の妨げとなることがある．アーチファクトの発生機序と対策を知ることは，より正しい鑑別診断にたどり着く近道となるであろう．

Column

❖ すーさんのひとこと言わせて！：進化を遂げる超音波機器

超音波機器の上にずらりと並ぶツマミやスイッチは機種ごとに異なり，電源ボタンをはじめとする初心者にも重要なものから，ほとんど使わないマニアックなものまでが同列に扱われている．画質調整や計測を試みるたびに流れが止まり悩まされるために，この大事なプロセスを省略してしまうのが初心者の陥りやすい罠となる．しかし，最近はやりのナントカpadのように，黒いタッチパネル画面上にその時必要となる機能ボタンだけを適宜表示して直観的に操作できるようなエコー器も巷に出現しはじめている（図21A）．携帯電話につなぐ専用プローブ，コードレスプローブ（図21B），針の位置を確認するセンサーを内蔵して画面上に針の進行方向を予測する線を表示するガイドフリーのプローブ（図21C）など，今後もどんどん便利な時代になることが予想されるぞ．

（鈴木昭広）

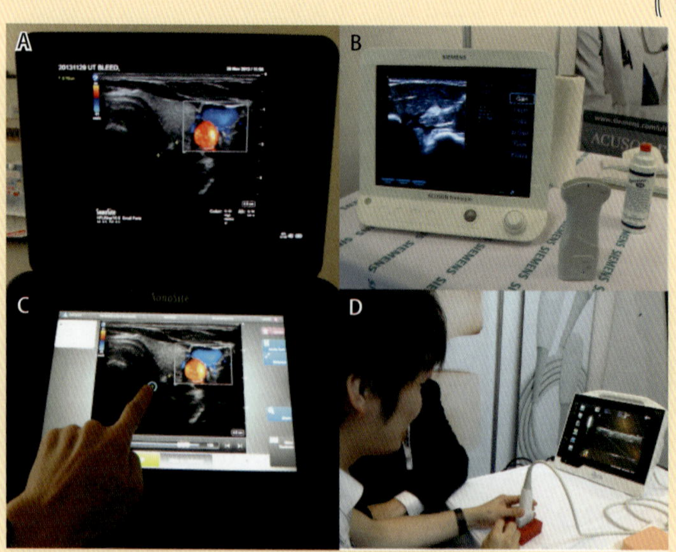

図21　新しいテクノロジーを搭載して進化し続けるエコー機

アドバンス編

Lesson 18 FAST アドバンス extended FAST＋αを覚えよう！

鈴木昭広

① FAST 実施時は気胸も忘れずにチェックしよう
② IVC（下大静脈）と腹部大動脈も見る習慣をつけよう
③ 眼球エコーで脳圧も推定できる！？
④ 妊婦の腹部外傷では胎児の心拍数と胎盤もチェックしよう

はじめに

本稿では皆さんの超音波技術をさらに高めるため外傷初期診療でルーチンに使われるFAST（focused assessment with sonography for trauma）のアドバンス編となるextended FASTと，FASTのついでにあてておくべき腹部・胸部大動脈の観察，妊婦の子宮の観察，その他のテクニックについて紹介する．FASTが外傷患者だけでなく，胸痛，腹痛や腰背部痛の患者に対してもさまざまに利用可能であることが理解できるはずだ．さあ今日も，“エコー，ちょこっと，あてておこう！”

1 extended FAST（E-FAST）とは

FASTはLesson2で紹介したとおり，**研修医にとって最初にマスターすべき必須の超音波スキル**だ．外傷時のショックで重要な，① 体腔内の出血を液体貯留の有無で判断することに主眼がおかれ，さらに，② 閉塞性ショックの心タンポナーデも検出できる．FASTで心窩部，Morrison窩と，脾周囲，膀胱直腸窩に加え，両胸腔も観察しているのだが，通常のFASTでは液体貯留の検出のために胸腔の背側面しか観察していない．外傷初期診療では生命にかかわる生理学的な異常の発見と対処が優先されるが，当然胸部外傷では気胸も重要だ．**FASTの延長で気胸もチェックするのがE-FAST**となる．そこで，**深度を浅く設定して空気が一番貯留しやすい第2，4，6肋間の前腋窩線あたりで気胸所見の有無をチェッ**

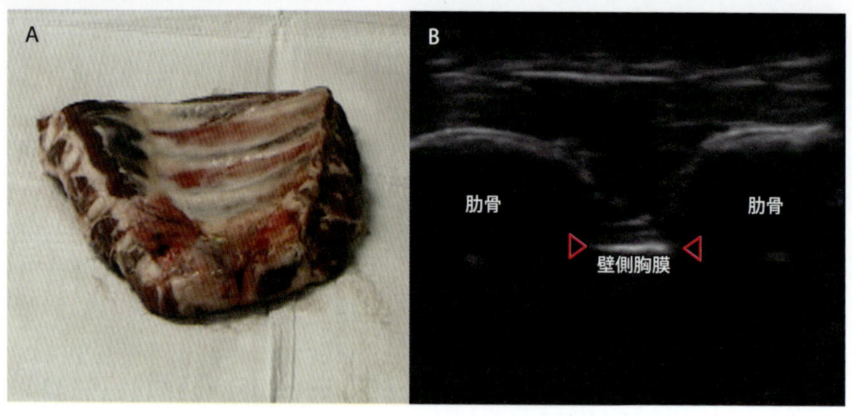

図1　豚スペアリブのニューモソラックス風！？ ～気胸所見をみる

A）リブロース肉には肋骨と壁側胸膜があるので気胸所見を再現できる．写真で見えている肋骨と臓側胸膜の面を下に向けた状態でリニアプローブを肋骨走行と交差するようにあてて観察しよう．衛生面の観点から手袋とプローブカバーは必須．

B）実際のエコー図（Bモード）．音響陰影を伴う肋骨の間に，壁側胸膜（△）を認める．これが気胸所見である．肺がないので動きは当然認めない．Bモード，Mモード，パワードプラを駆使して気胸の各種所見を確認してみよう．

クすることを習慣づけよう．

2 ご家庭でも簡単に楽しめる！？ 気胸のエコー

さて，気胸の超音波所見はビデオで何度か見れば理解するのは容易だが，実際に治療前の気胸に遭遇しないと描出の機会は少ない．麻酔科研修であれば開胸手術中の描出を狙うのも一法だが，術中に胸壁へアクセスするのはなかなか困難だ．そこで，今回はご家庭で簡単に気胸所見を味わう裏ワザを紹介する．それは豚のリブロース肉を利用するのだ（図1A）．リブロースは肋骨つきの胸郭を切り取ったものなので，壁側胸膜までが存在している．リブロース肉の肋骨側を下にして置き，プローブで観察すれば気胸所見が堪能できる（図1B）．ぜひ一度お試しあれ！ 筆者のイチオシはもちろん北海道産SPF豚だ．冷凍よりも生肉を選ぼう！

3 眼球エコーで脳圧を推定できる！？

さて，気道，呼吸，循環はそれぞれ気道エコー，肺エコー，心エコーで観察で

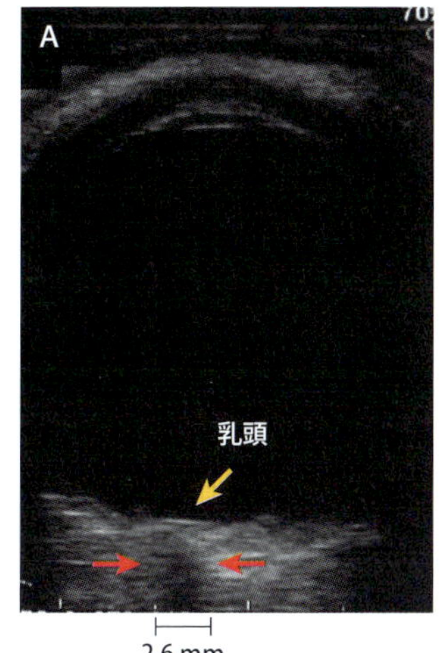

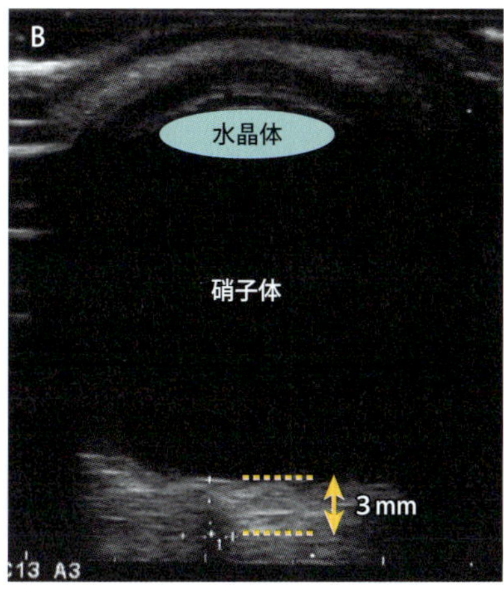

図2　眼球エコーの図
A）視神経円板（乳頭）につながる視神経（→）.
B）円板部から3 mm下方の中枢で視神経鞘径を測る.

きることはここまでですでに学んだ．ABC…とくれば，次はdysfunction of central nerve system，中枢神経系の評価だ．glasgow coma scaleに麻痺の有無，瞳孔所見は最低限観察するが，超音波で何か情報は得られないだろうか？**海外では**ここで眼球エコーの出番である．後述する描出条件のしばりをクリアすれば，**眼球経由で視神経鞘を描出し，その径が5mmを超えていれば脳圧亢進と推定できる**．プローブはリニアまたはセクタ型を推奨，深度は浅く設定し，MI〔mechanical index：次頁のColumn参照〕の値をチェックしよう．最近の機械ではophthalmicという眼球専用の設定をもつものもあるが，わが国では一般的ではない．日本には世界中のCT装置の1/3が存在するといわれる．つまり，海外では日本ほどCTはお手軽に撮影できない．だからこそ中枢神経系をエコーで見てみよう，というアイデアが生まれる．低周波数プローブを用いて頭蓋骨を介して脳内血腫の増大をモニターする目的にも使われており，エコーの可能性を感じさせる．

筆者の眼球を参考までに示す（図2）．水晶体，硝子体を経た遠位部で，まるで音響陰影のような低輝度の陰影が中枢に伸びる部分がある（図2→）．この低輝度の部分が視神経円板（乳頭）につながる視神経である．円板部から3mm中枢部（写真では下方）で視神経鞘径（ONSD：optic nerve sheath diameter）を測定する．今回は2.6 mmで正常だが，ONSD＞5mmは脳圧＞20 cmH_2Oを示すとされる．描出時はゼリーを十分使用して眼球への外力を可能な限り減らすことを心がける．本来は顔面外傷などでの眼外傷のスクリーニングにも使えるだけに，わが国でエコー装置の設定に制限があるのは残念である．

4 下大静脈と腹部大動脈を観察する習慣をつけよう！

FASTで心嚢液貯留を判断する際には心窩部の長軸像を利用することが多い．このとき，下大静脈の径と呼吸性変動をチェックする習慣をつけよう．下大静脈が平坦なのか，緊満しているのか，吸気でつぶれてしまうのか，などを大まかに見ることで体内水分量の過不足の状態をおおよそ把握できる．さらに，**下大静脈を描出した状態からプローブを患者の左側方向に平行移動すれば腹部大動脈が見えてくる**ので，大動脈を末梢に追い，径に異常がないかを見てみよう〔図3，下大静脈はLesson6参照〕．

5 妊婦の交通事故！ 産婦人科医が来るまでにできることは？

妊婦が外傷患者として運ばれてくると，受け入れる側も困惑する場面がある．なにしろ，母親の身体的な問題はある程度明らかにできるが，「おなかの赤ちゃ

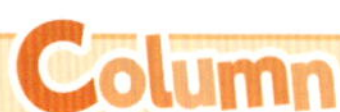

❖ 超音波は本当に無害なの？ MIとTIを知っておこう

超音波は放射線と比べて無害のような印象を受けるが，生体にも当然影響する．骨や皮膚の治癒に影響する反面，適切に使用しなければ機械的損傷や熱損傷も起こりうる．① 機械的損傷はcavitationと呼ばれ，超音波があたった部分の圧力差により水分内に気泡が発生し破裂するまでの過程で組織損傷リスクがある（超音波洗浄機にも利用されている）．② 熱損傷は，超音波が組織内で減衰するときに熱エネルギーに変わることで生じる．これらの生体への影響の指標として，それぞれmechanical index（MI），thermal index（TI）があり，最近の機種では画面上に表示される．両者とも1以下の値で使用すれば基本的に安全である．しかし**眼球は別格で，TI≦1，MI≦0.23と厳密に定められている**．

産科領域では胎児の頭部により高いMIで超音波をあてているにもかかわらず，わが国では眼科専門の超音波装置以外の装置は眼球に使用するための認可を受けていないものがほとんどだ．**使用機種のMIがわからない場合，むやみに眼球エコーを実施すべきではない**，といえる．

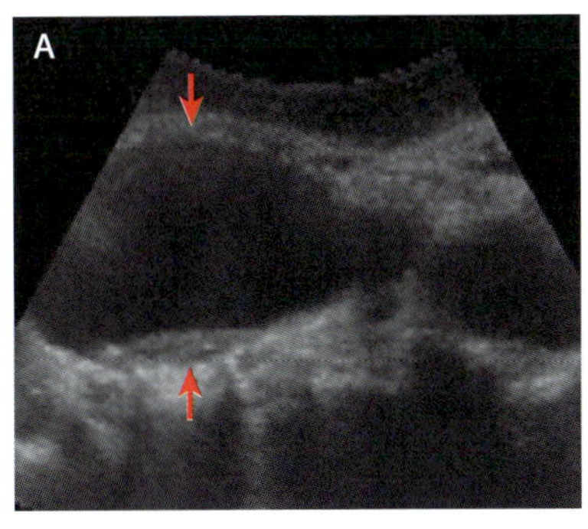

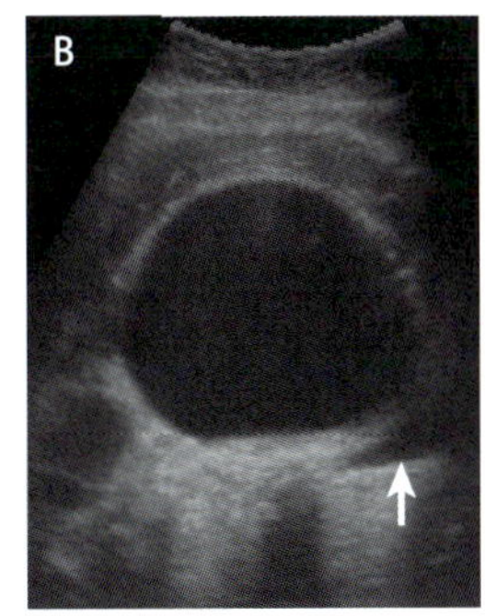

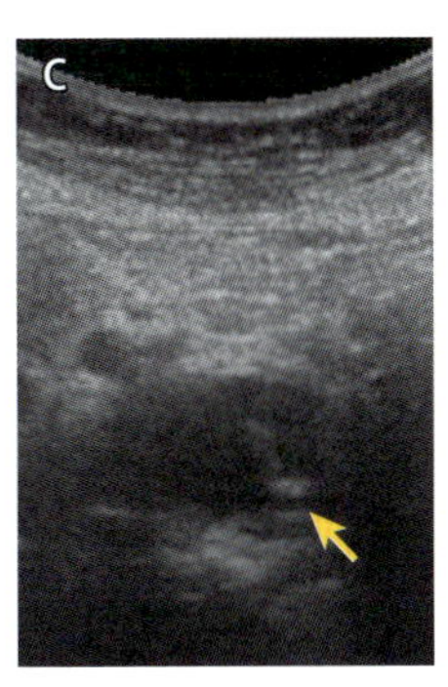

図3　腹部大動脈の異常
強い腹痛を訴える患者では，腹部大動脈も見逃せない．エコーをあててみるだけで異常を発見できることもある．
Aは腹部大動脈瘤の長軸像で明らかに拡張している（➡）．
Bは同じ症例の短軸像．瘤の背面にエコーフリースペースを認め（⇨），破裂瘤から血液が一部しみ出していることを示唆する．
Cは胸背部痛を訴える患者の腹部大動脈短軸．血管内腔にflapとおぼしき構造を認め（➡），大動脈解離が示唆される．解離を疑えば必ずカラードプラでも確認すること．

んは大丈夫でしょうか？」という患者の問いに自信をもって答えることが難しいからではないだろうか．妊婦の診察を救急外来の初期治療担当者がどこまで行うかは施設によりさまざまと思われるが，筆者は産婦人科医を招聘するにしても**可能な限り経腹壁的に超音波で胎児心拍数と胎盤の状態を観察する**ように努めている．当然，日常的に胎児のエコー観察を行う産科医と異なり，こちらの経験値は無視できるほど少ないことは明白であるので，無用な時間はかけない．緊急検査として最低限，① 胎児心拍数，② 胎盤と子宮の間，および ③ 子宮筋周囲のエコーフリースペースをチェックしよう．幸い，異常を認めた事例には今まで出会っていないが，2013年の医師国家試験でも妊婦の腹部超音波所見から胎盤剥離を診断する問題が出ており，医師として知っておくべき所見を自分で描出できれば大きな武器になるだろう．

在胎週数が数カ月程度なら，下腹部正中を中心に子宮と胎児を探す．図4では右に児頭があり，子宮内で胎盤が下（⟷），胎児が上に位置している様子がわかる．満期に近くなると胎児はかなり大きくなって1画面に収まらず何を見ているのかわかりにくくなる印象があるが，頭位と心拍数ぐらいは把握できるようになろう．コラムで述べたとおり，胎児は全身に超音波を浴びることになるので，週数が少ないほど短時間で切り上げるように心がけよう．

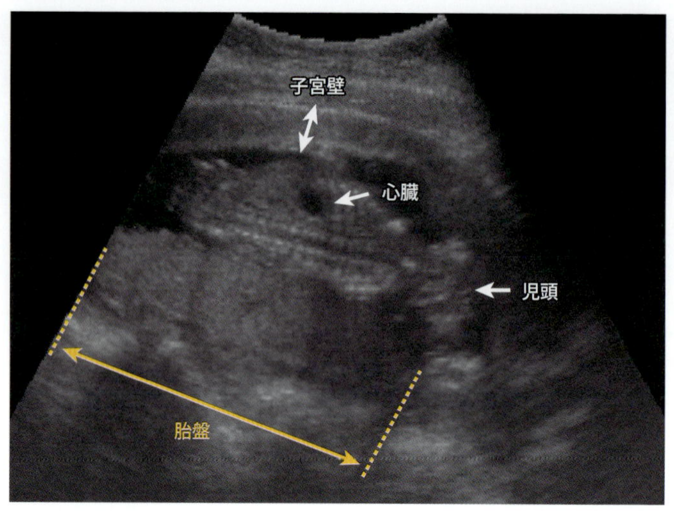

図4　胎児の観察

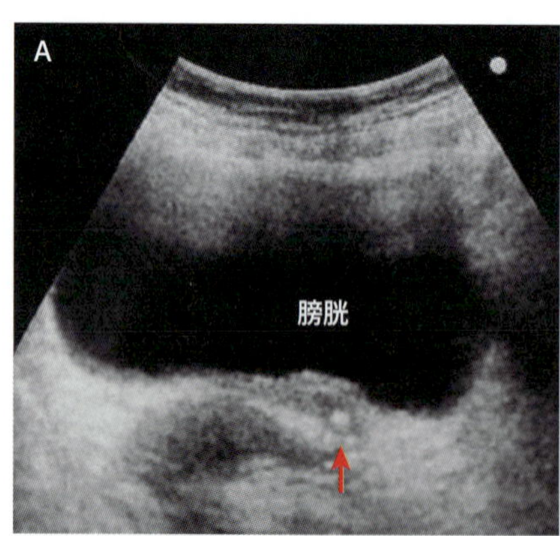

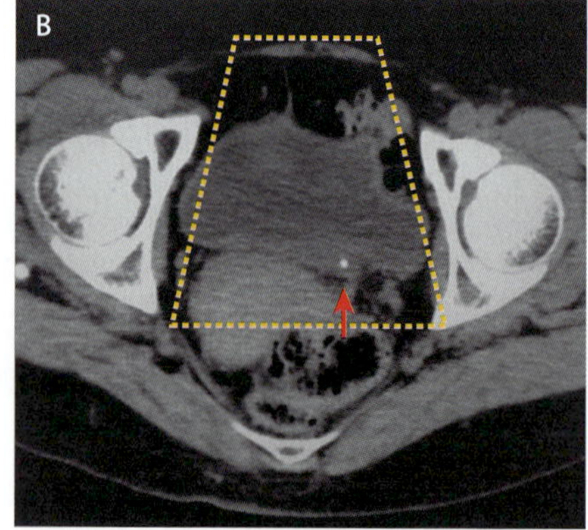

図5　FASTで見つかる陥頓結石

A）早朝から身の置き場のない腹痛を主訴に来院した患者の膀胱直腸窩近傍の超音波．左尿管膀胱移行部に結石を認める（→）．

B）Aと同患者のCT．こういう事例をくり返すとエコーでまず石を探してみようか，という気持ちになる．逆にCTを先にとった場合には，答えのあるエコー図を自分で描出できるかプローブをあててみることをお勧めする．黄色枠はAで観察している部分に相当．結石（→）．

6 石っぽい！？ と思ったら膀胱も覗いておこう

尿路結石は身の置き場もないほどの激烈な腹痛，腰背部痛を呈することがあるが，結果的には鎮痛薬で帰宅できることの多いcommon diseaseだ．痛みの鑑別でFASTなどを行う際には膀胱の中もしっかりチェックしよう（図5）．結石が陥頓しやすい3カ所のうち，**尿管膀胱移行部はFASTの膀胱直腸窩の描出ついでに観察でき，運よく石を見つけられる**こともあるぞ．もう1カ所の腎盂尿管移行部の描出はLesson10で述べた通りだ．3つ目の**尿管と総腸骨動脈との交差部**の結石は筆者が追い求めている貴重な画像だが，いまだに遭遇していない．

おわりに

今回はextended FASTと＋αのテクニックをいくつか取りあげてみた．筆者はFASTこそが研修医が最初に学ぶべきエコーの基本手技であることを強調しているが，その理由が理解いただけただろうか？ 胸腔，心嚢，肝・腎・脾臓と膀胱・直腸・子宮をルーチンに描出するFASTをくり返すうちにいつの間にか体腔内臓器の位置関係の理解が進み，今回紹介したような応用はきわめて簡単に行えるようになる．大事なことは1例でも多く描出して経験値を増やすこと．日々，自分の腕と眼力を養うチャンスを逃さないようにしよう．

アドバンス編

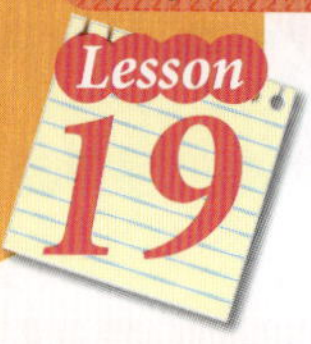

ざっくり心エコーのススメ アドバンス

—ドプラを使ってみよう—

豊田浩作

① 断層像で心機能をざっくり評価したら，次はドプラを用いてみよう
② 断層像ではパッと見にはわからない弁機能評価と心拍出量算出をしてみよう

はじめに

Lesson6の「ざっくり心エコーのススメ」では，心エコーの基本画面の描出法と，誰でも手軽に行える心機能のざっくりとした評価法を紹介した．心エコーの基本断層像から見る左室のサイズ，視覚的な駆出率と壁運動，中心静脈圧などの評価法を解説したが，「ざっくりしすぎ」「もう少し深いところを」という声もあろうかと思う．本稿では，“ざっくり心エコー”からもう一歩踏み込んで，ドプラを用いた心機能評価をまたまた“ざっくり”と紹介したい．

症例 80歳男性，165 cm，65 kg．腹痛を主訴に救急外来を来院した．腹部単純X線で多量の腸管ガスを認め，緊急イレウス解除術が予定された．10年前に心不全の既往があるらしいが，認知症があり，詳細は不明であった．心電図では明らかな虚血を疑わせる所見はなかった．血圧135/60（85）mmHg，心拍数75回/分．
ベッドサイド心エコーで下記の所見が得られた．
LVDd/s（左室拡張末期/収縮末期径）約50/35 mm
visual EF（視覚的駆出率）50～60％，　明らかな局所壁運動異常なし
IVC（下大静脈）径10 mm，呼吸性変動＋＋

本症例は，断層心エコーのざっくり評価では心機能に明らかな破綻はないように見受けられる．IVC径が小さめでありCVP（中心静脈圧）が低めであることが考えられるが，その割にLVDdは大きい．IVC径を用いたCVPの評価はLesson6図7を参照．EFだけを見ると正常～正常下限程度と見受けられる．このまま全身

麻酔導入してもよいものであろうか．腹部症状や認知症によってマスクされている情報があるかもしれない．

そこで，どんな簡易型エコーにも装備されているドプラ機能を使って，隠れた循環動態を探ってみよう．

1 ドプラを用いた評価 その1：弁機能評価

いきなりカラーモードのスイッチを押さず，まずはきれいな断層像を描出した状態からカラーモードに切り替えよう．心尖部左室長軸像を描出して，僧帽弁と大動脈弁にカラードプラのカーソルを合わせてみよう．血流のシグナルは，**プローブに近づく血流は暖色系，遠のく血流は寒色系で表示される**（超音波ビーム方向に対して直交する血流はカラーが欠落する）．カラーの速度レンジの設定は，50～70 cm/秒前後にしておくとよい．

memo エイリアジング（折り返し現象）

色が寒色から急激に暖色（あるいはその逆）に変化する現象はエイリアジング（折り返し現象）といい，血流速度が設定の速度レンジを超えていることを意味している（後述：図3）．

1）僧帽弁の観察

まず僧帽弁を観察してみよう．拡張期に左室に流れ込む暖色系の血流が観察できる．収縮期にはこの血流は消失するが，僧帽弁閉鎖不全（mitral regurgitation：MR）がある場合には左房内に向かって吹くジェット血流が観察される（図1）．

MRの重症度の評価基準はさまざまだが，救急現場では逆流量の定量評価などまでする必要はない．**左房に対して逆流ジェットが占める面積比が最も簡便な1つの指標となり，逆流ジェット面積/左房面積＞40％は重度，＜20％は軽度**と考える（表1）．

MRジェットが左房の中央に向かってではなく壁に沿って吹く**偏心性のジェットの場合は逆流量が過小評価されるため，重症度を1ランク上げて評価する**（図2）．また，MRの程度は心拍出量や体血管抵抗にも影響を受け，体血管抵抗が高い場合にはMRが重症化することがある（体血管抵抗の算出は後述）．

僧帽弁狭窄症（mitral stenosis：MS）がある場合には，左房圧が上昇し拡張期の左室流入血流速度が増加する．

カラードプラ表示ではMRのような派手な所見はあまり見られないが，左房か

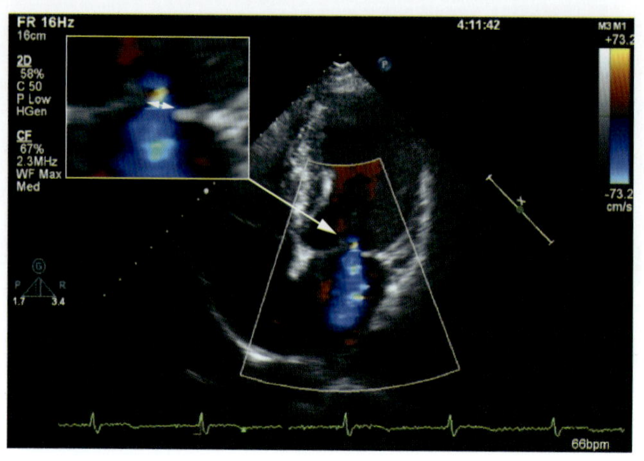

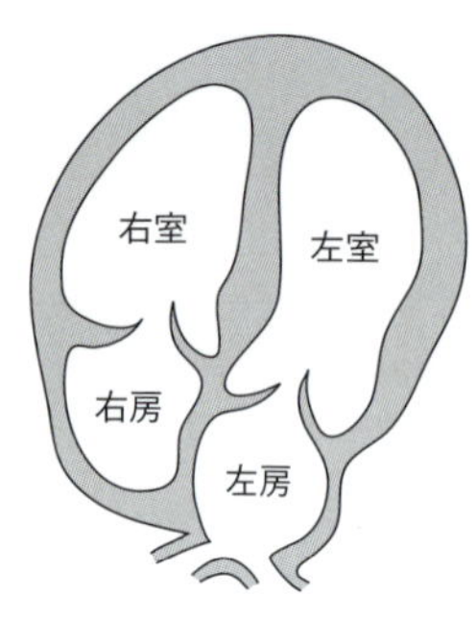

図1　中等度MR症例の心尖部四腔像

左房面積の1/4程度の逆流ジェット面積があるので，中等度のMRと評価できる（逆流ジェットの縮流部（⇔）も5 mm程度でやはり中等度と診断できる）．

表1　MRの重症度評価

重症度	軽度（mild）	中等度（moderate）	重度（severe）
逆流ジェット面積/左房面積比	＜20 %	20～40 %	＞40 %
逆流ジェット縮流部の幅	＜0.3 cm	0.3～0.69 cm	≧0.7 cm
逆流量	＜30 mL	30～59 mL	≧60 mL
逆流率	＜30 %	30～49 %	≧50 %

逆流量と逆流率の定量的算出法は本稿では省略する．

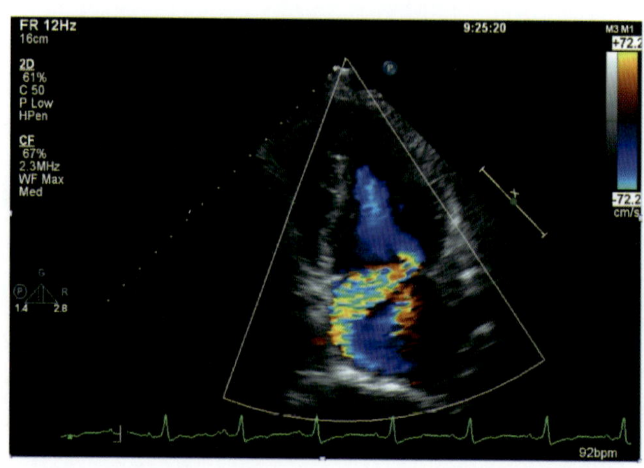

図2　重度MR症例の心尖部四腔像

MRジェットの面積は左房面積の1/3程度だが，左房壁を沿って流れる偏心性の逆流であり，重症度を1ランク上げて重度と診断する．

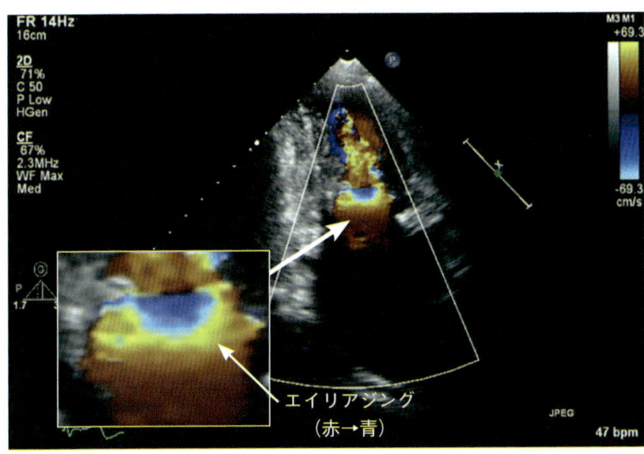

図3　MS症例の心尖部二腔像
狭窄した僧帽弁口に向かって急速に加速する血流によりPISAと呼ばれる半球状の折り返し現象（暖色→寒色）を生じている．

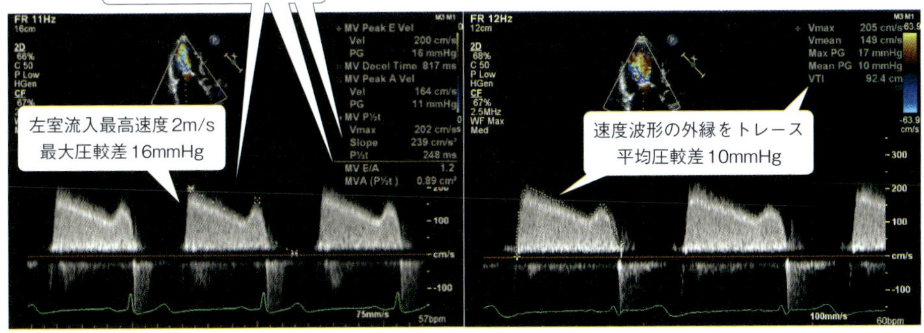

図4　MS症例の左室流入速度波形
連続波ドプラを用いて最高速度と最大圧較差を，また減速のスロープの傾斜から圧半減時間（PHT）を測定し，僧帽弁口面積を算出できる．なお，左室コンプライアンスが低下した症例や重度の大動脈弁逆流が併存する症例ではPHTを用いた弁口面積の評価は精度が低下するので注意が必要である．

ら狭窄した僧帽弁口に血液が流入する際に急速に加速されるため，狭窄した僧帽弁口に向かう加速血流によるカラーシグナルの半球状の折り返し現象（PISA：proximal isovelocity surface area）が認められることが多い（図3）．

連続波ドプラを用いて経僧帽弁血流速度を測定し，速度波形を記録する（図4）．

表2　MSの重症度評価

重症度	軽度	中等度	重度
弁口面積	＞1.5 cm^2	1.0～1.5 cm^2	＜1.0 cm^2
平均圧較差	＜5 mmHg	5～10 mmHg	＞10 mmHg
肺動脈収縮期圧	＜30 mmHg	30～50 mmHg	＞50 mmHg

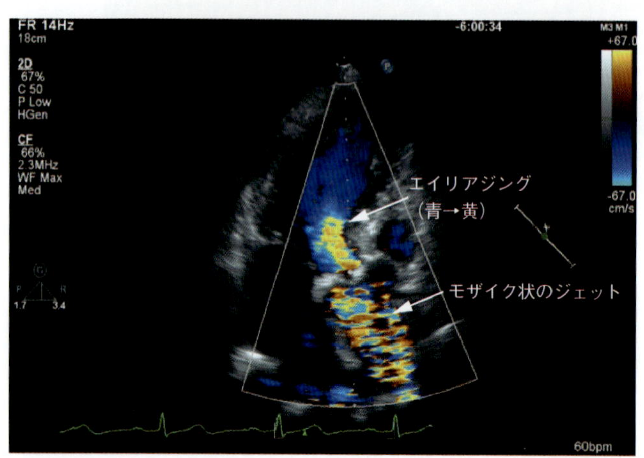

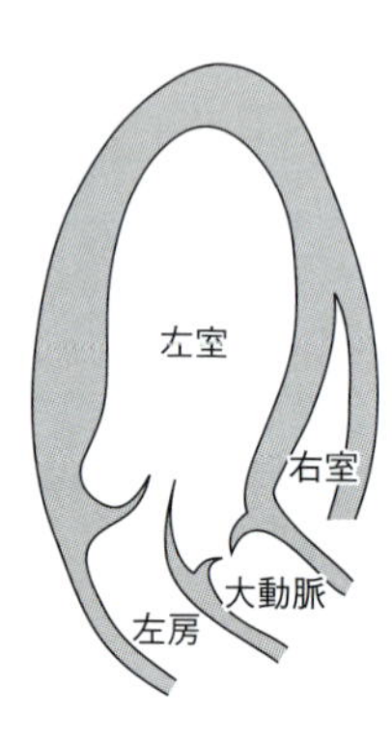

図5　重度AS症例の心尖部左室長軸像

大動脈弁の上行大動脈側にモザイク状のジェットが観察される．大動脈弁に向かう血流はプローブから遠のく方向であり寒系色となるが，狭窄部に向けて急激に加速するため，血流カラーは青→黄とエイリアジング（折り返し現象）を起こしている．

僧帽弁狭窄の重症度分類は，左室流入血流速度から算出した左室左房間の平均圧較差の評価が簡便である．また，左房左室間の最大圧較差が半分に減衰するまでの時間（pressure half time：PHT）から，僧帽弁口面積=220/PHT（cm^2）を推定する方法がある．これは，僧帽弁狭窄が重症になるにつれて左房左室間の圧差の低下が遅くなり，圧勾配が持続することにもとづいて作られた式である．僧帽弁口面積＜1cm^2がある場合には重度の僧帽弁狭窄と診断される（表2）．

2）大動脈弁の観察

大動脈弁狭窄（aortic stenosis：AS）があると，収縮期にモザイク状のジェットが大動脈弁の動脈側に観察される（図5）．

心尖部左室長軸像を描出し，カーソルの方向を大動脈に合わせ，連続波ドプラ（CW）モードを起動して経大動脈弁血流速度を測定してみよう（図6）．

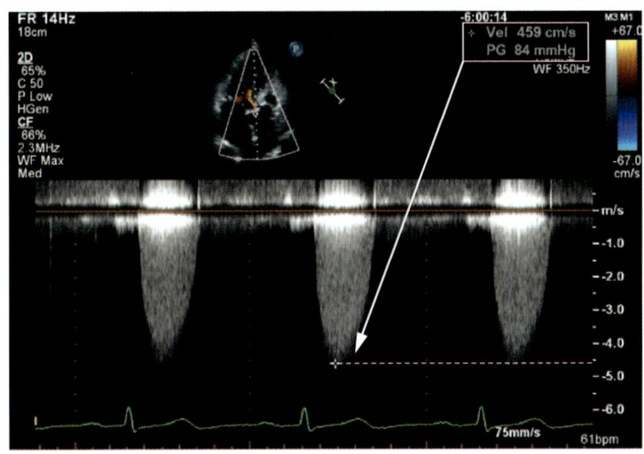

図6　図5の症例のCWモード像

経大動脈弁血流速度をCWモードで測定.
ベルヌーイの簡易式：最大圧較差ΔP（mmHg）＝4×{最大血流速度（m/秒）}^{2}
を用いて大動脈弁最大圧較差を算出できる.
この症例では最大速度が4.59 m/秒であることから,
最大圧較差＝4×4.59^2＝84 mmHgと算出できる.

表3　ASの重症度評価

重症度	軽度（mild）	中等度（moderate）	重度（severe）
経大動脈弁最大血流速度	＜3.0 m/秒	3.0～4.0 m/秒	≧4.0 m/秒
平均圧較差	＜25 mmHg	25～40 mmHg	≧40 mmHg
弁口面積	＞1.5 cm^2	1.0～1.5 cm^2	≦1.0 cm^2

ASの重症度は，簡易的に経大動脈弁最大血流速度で分類される（表3）.

memo　ドプラを用いた血流速度測定時の注意点

血流速度測定の際の最重要ポイントは，超音波ビームの走査方向と血流方向をできるだけ平行にすることである．血流方向と走査方向のなす角をαとすると，測定された速度は実際の血流速度×$\cos\alpha$となり，αが大きくなるほど血流速度は過小評価される.

図7に大動脈弁逆流（aortic regurgitation：AR）のエコー画像をしめす．拡張期に大動脈から左室に流入する逆流ジェットが観察できる．大動脈弁逆流も

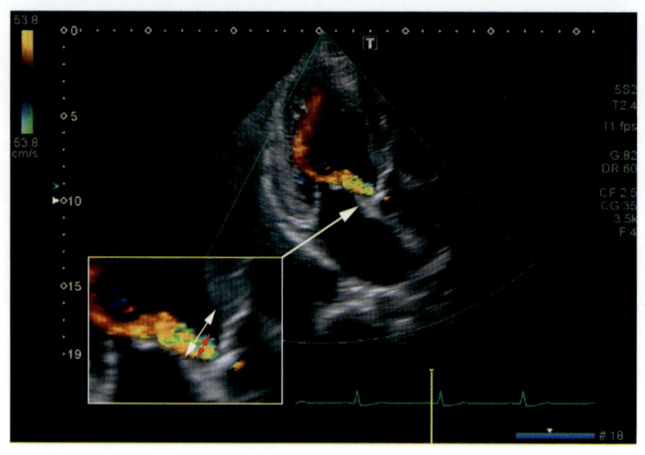

図7　AR症例の心尖部長軸像

ジェットの縮流部の幅はこの画像からは判読できないが，逆流ジェットの幅（↔）と左室流出路の幅（⇔）の比が50％程度であることから，中等度のARと評価できる．

表4　ARの重症度評価

重症度	軽度（mild）	中等度（moderate）	重度（severe）
逆流ジェット縮流部の幅	＜0.3 cm	0.3～0.6 cm	＞0.6 cm
逆流ジェット幅/左室流出路幅比	＜25％	25～64％	＞65％
逆流量	＜30 mL	30～59 mL	≧60 mL
逆流率	＜30％	30～49％	≧50％

逆流量と逆流率の定量評価法は本稿では省略する．

いくつかの評価分類法があり，以前は逆流ジェットの到達距離（僧帽弁前尖まで：軽度，乳頭筋まで：中等度，心尖部まで：重度）が最も簡易的な指標とされていたが，客観性に劣るため近年のガイドラインでは**表4**に示す指標が用いられている．

ARやMRの重症度が高い方が当然逆流率は高くなり，特に急性のMRの場合，心臓は心拍出量を維持するために過剰に収縮する．そのためEFは通常に比べて高めになる．

逆にいえば，中等度以上の逆流があるにもかかわらず測定値上のEFが正常程度の場合，相対的に心収縮力が低い，あるいは体血管抵抗が高い状態である可能性がうかがえる．

memo 重症度の高いASの注意点

ASの重症度が高い場合，代償性心肥大が生じ，心筋酸素需要量が多いにもかかわらず心拍出量は著しく制限される．麻酔導入などで体抵抗低下が起こると，冠灌流圧が低下し急激に心不全が進行することがあるので十分な注意が必要となる．

2 ドプラを用いた評価 その2：心拍出量算出

若干手間がかかるが，もし時間に少しの余裕があれば，心拍出量の算出までやってみよう．

まず心尖部左室長軸像を描出する．画面をフリーズし，左室流出路（left ventricular outflow tract：LVOT）の大動脈弁直下の径を測定する（図8A）．LVOTの断面を正円と仮定すると，π × LVOT半径の二乗が，血流が通過する管腔の断面積となる（図8B）．

フリーズを解除して同部位にサンプルボリュームを置き，パルスウェーブドプラ（PW）モードでLVOTの血流速度波形を記録する（図8C左）．血流速度波形の縦軸は速度（cm/秒），横軸は時間（秒）であるので，この速度波形の面積は速度を時間で積分（velocity time integral：VTI）したもの，すなわちサンプルボリュームの部分を通過した血流の移動距離となる（図8C右）．エコー機器に搭載されたトラックパッドで血流速度波形の外縁をトレースするだけで，自動的にVTIが算出される．図8に示すこれらの手順は，慣れれば1分程度で測定できる．

血流が通過する管腔の断面積と血流の移動距離の積が1回拍出量となり（図8D），1回拍出量と心拍数との積が心拍出量となる．

LVOTのVTIを用いて1回拍出量を算出する際，ARがある場合は実際の心拍出量に対して過大評価となる．正確には，逆流弁口面積と逆流速度波形のVTIから逆流血流量を算出し，順行性の血流量から逆行性の血流量（有効逆流口面積×逆流速度波形VTI）を引いた値が真の1回拍出量となる．

memo PWとCWの使い分けは？

PWとCWは何が違い，どのように使い分ければよいのだろうか？

PWでは，サンプルボリュームを置いた任意の場所の局所血流速度を測定できるが，計測できる流速には限界があり，通常の心エコーの設定では2m/秒以上の血流測定は困難である．

一方CWでは，カーソル方向上すべての位置の血流速度情報を拾い，その最大流速が表示される．理論上では測定限界速度はないが，その最大流速がカーソル方向上のどの部位の速度を示しているかを判別することはできない.

したがって，PWは左室流入血流やLVOT血流のような局所的な血流速度を測定するのに有用であり，CWは弁逆流速度やASの評価などでの圧較差の推定に有用である.

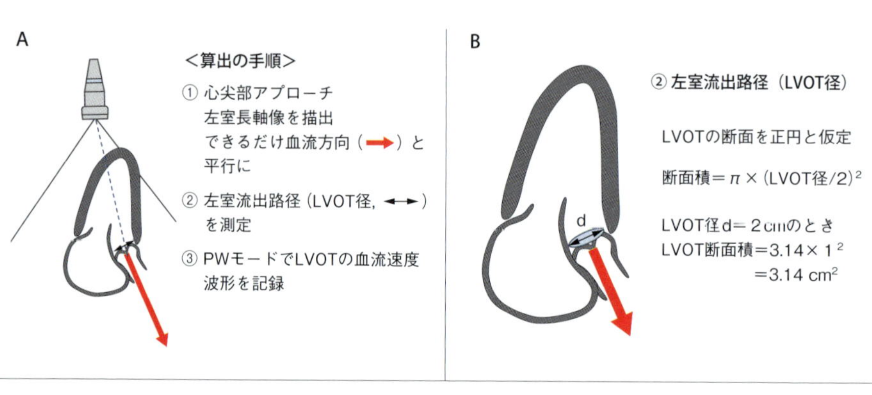

A
<算出の手順>
① 心尖部アプローチ
左室長軸像を描出
できるだけ血流方向（→）と平行に
② 左室流出路径（LVOT径，↔）を測定
③ PWモードでLVOTの血流速度波形を記録
B
② 左室流出路径（LVOT径）
LVOTの断面を正円と仮定
断面積＝π×（LVOT径/2）²
d
LVOT径d＝2cmのとき
LVOT断面積＝3.14×1²
＝3.14 cm²

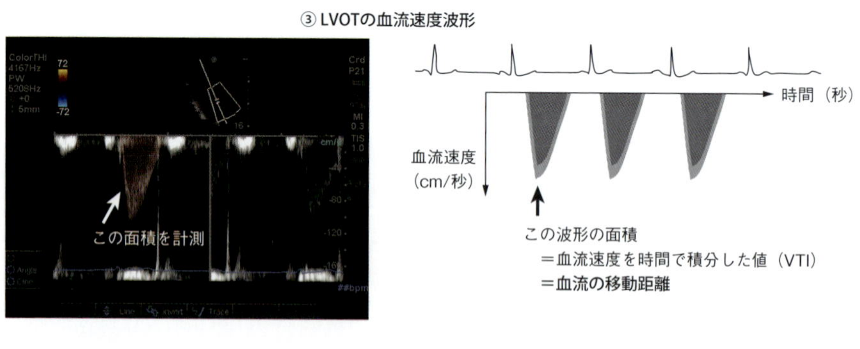

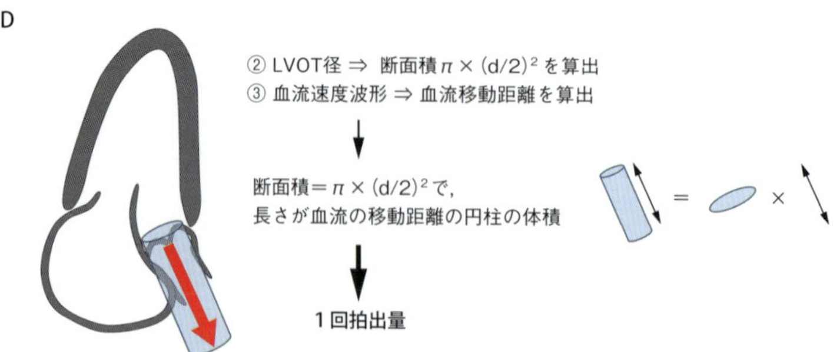

図8　心拍出量の算出法

3 冒頭の症例にドプラを使ってみよう

さて，冒頭の緊急イレウス症例を，ここまでの評価方法を用いて改めて評価してみよう．

症例 【続き】

中心性僧帽弁逆流あり．逆流ジェット面積は左房面積の約1/5～1/4

逆流ジェット縮流部径3 mm

LVOT径 1.9 cm

LVOT VTI 17 cm

LVOT血流測定により算出される1回拍出量（stroke volume：SV）は

0.95^2 × 3.14 × 17 = 48 mL（memo も参照）

ゆえに，心拍出量はSV ×心拍数= 48 mL/回× 75回/分= 3.6 L/分

平均血圧（mBP）は85 mmHg，CVPはIVC径と呼吸性変動から0～5mmHgと推定できる．CVPは5 mmHgと仮定し，体血管抵抗〔systemic vascular resistance：SVR =（mBP－CVP）/心拍出量× 80〕を算出してみよう．

SVR =（85 － 5）/3.6 × 80 = 1,778 dyne・秒・cm^{-5}

（SVRの基準値は800～1,200 dyne・秒・cm^{-5}）

パッと見にはある程度維持されているように見える本症例の循環動態ではあるが，実際には心拍出量の軽度低下と循環血液量低下が，痛みや他の因子による体血管抵抗の上昇によってマスクされている状況であることがうかがわれる．また，軽度～中等度のMRがあるわりにはEFが正常～正常下限程度であり，相対的に心収縮力が低下した状態であることも考えられる．麻酔導入に先立っての脱水の補正と循環作動薬投与ルート確保も考慮してよいであろう．

memo Teichholz法を用いる場合の注意点

症例呈示にはLVDd/s（左室拡張末期/収縮末期径）約50/35 mmとある．この径から，EFとSVがTeichholz法という手法を用いて算出できる（一般的な心エコー機器には自動計算機能が搭載されている）．

Teichholz法は左室を回転楕円体と仮定して左室短軸D（cm）から以下の数式を用いて楕円体の体積V（mL）を算出する．

$V = 7 \times D^3 / (2.4 + D)$

Teichholz法

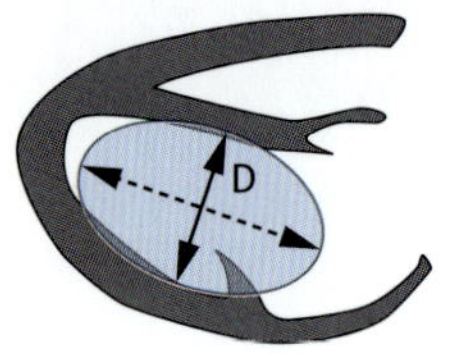

左室を回転楕円体と仮定して
左室短軸Dから楕円体の体積Vを算出

$$V = \frac{7 \times D^3}{2.4 + D}$$

LVDd＝5 cm，LVDs＝3.5 cmをこの数式のDにあてはめて，それぞれのVの差を求めると，SVは67 mLとなり，LVOT血流のVTIを用いた数値（48 mL）とかけ離れてしまう．なぜだろうか？

それは，僧帽弁逆流による影響が加味されておらず過大評価されているためである．本症例では軽度〜中等度の僧帽弁逆流があるため，左室の総駆出量の3割前後は左房に逆流しており，実際にLVOTを通りVTI測定で算出される順行性のSVも全左室駆出量（67 mL）の7割前後（48 mL）となることに留意されたい．

心エコーの描出に慣れてきたなら，誰しもがさらに詳細な評価をしたいと思うようになることだろう．しかし，救急や周術期など時間やマンパワーが限られている状態では，詳細な評価を行う手間も時間も少なく，あるいは貴重な時間を使ってまで詳細評価をすることの意義自体も考えなければならない．今回は，基本断層像の描出に慣れた方々が，ドプラを“あてて見るだけ”でおおよその重症度を判断できる項目と，ドプラを用いて行える簡単な心拍出量算出法を取り上げてみた．

限られた時間のなかで必要最低限の手間で，最もエッセンシャルな情報を得る，という気構えでプローブを握ってみていただければと思う．

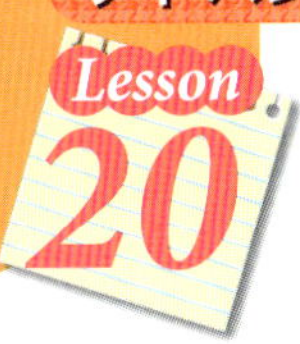

肺エコーアドバンス

田中博志

① 肺エコーのABC所見をつかめ！
② 肺エコーはアーチファクトの美学だ．空気と水がつくり出すアーチファクトを理解しよう

はじめに

肺エコーによる気胸診断の感度は，胸部X線より高くCTとほぼ同等であり，その鑑別手法についてはLesson5でも述べた．最近の肺エコーは，被ばくなどの侵襲がなく簡便にくり返し施行できるという利点を生かし，気胸診断にとどまらず，呼吸不全の病態判定や換気状態の評価などにも利用されるようになってきた．本稿では，肺エコーの応用について概観していこう．

1 正常肺の基本所見

復習もかねて，正常肺の見方を確認しよう．まずプローブを肋骨と直行するようにあて，Bモード（普通のモード）で肋骨と胸膜を同定する．これが何よりの基本だ．そして，胸膜の動きに注目して，lung sliding（LS），lung pulse（LP）を確認する（図1）．LSやLPがみえるということは，壁側胸膜と臓側胸膜の間に空気がない，つまり観察部位に気胸がない根拠となる．次に，胸膜を対象にMモード画像を出してみよう．sea shoreなら正常肺，バーコードなら気胸肺の可能性がある．余裕があれば，カラードプラをあててみよう．正常肺であれば呼吸運動に応じて胸膜面の下にカラーがのるはずだ〔power sliding（PS），図2〕．また，正常肺と気胸肺の境目であるlung pointがあれば気胸肺で確定だ（図3，Lesson5参照）

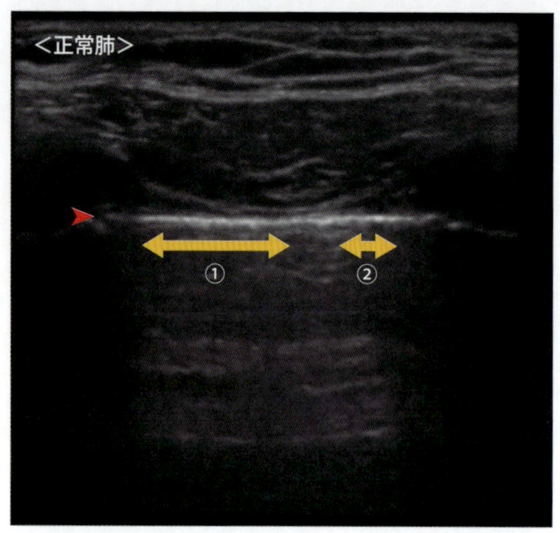

図1　lung sliding (LS), lung pulse (LP)
LSは呼吸に呼応して横方向にスライドする大きな動き（①）．LPは心拍に呼応して小さく振動する（②）．➤：胸膜．

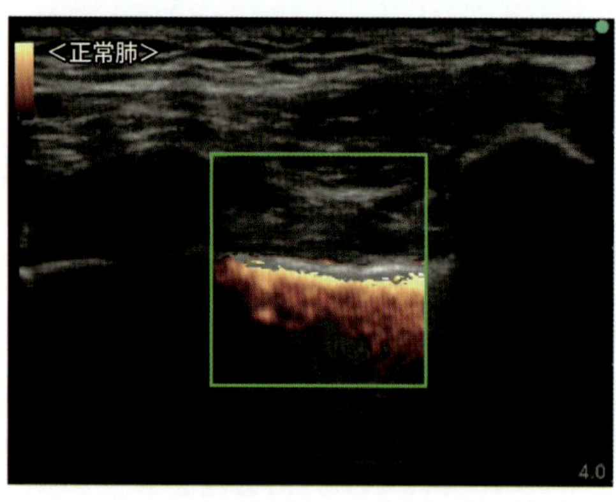

図2　power sliding (PS)
呼吸運動に呼応して胸膜下にカラーがのれば正常肺．ドプラゲインの設定はlow〜mediumでよいだろう．気胸ではカラーがのらなくなる．

2 病態判定に役立つ所見

救急・ICU領域などで病態鑑別にも利用されるようになってきた肺エコー．肺の状態によって，肺エコー所見も変わる．肺は正常なのか，水や血がたまっているのか，間質性の病変なのか．病態によってどんな所見の違いがあるのかをみてみよう．

Point ▶ アーチファクトの見分け方

水と空気が織りなすアーチファクトを見分けよう．エコーの世界では，胸水や血液などの体内の液体成分は黒く，空気は強反射体なので表面が強い白に映る．**空気の後ろは虚像**であって，多重反射や音響陰影を形成する．

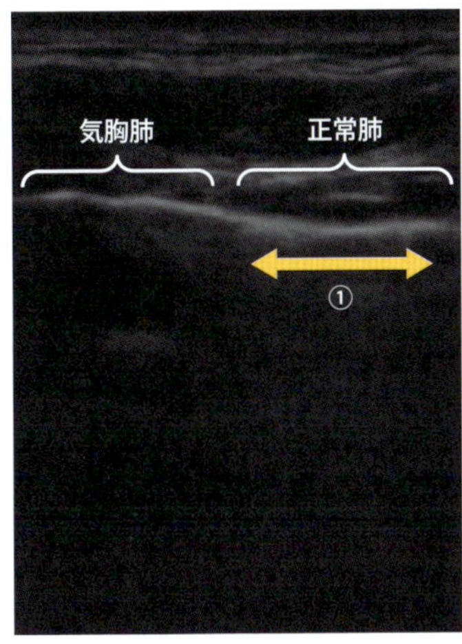

図3　lung point
スライドする正常肺部分と動かない気胸肺との境目．呼吸運動に応じて，正常肺が出入りする（①）．気胸の進展度の確認にも使える所見だ．

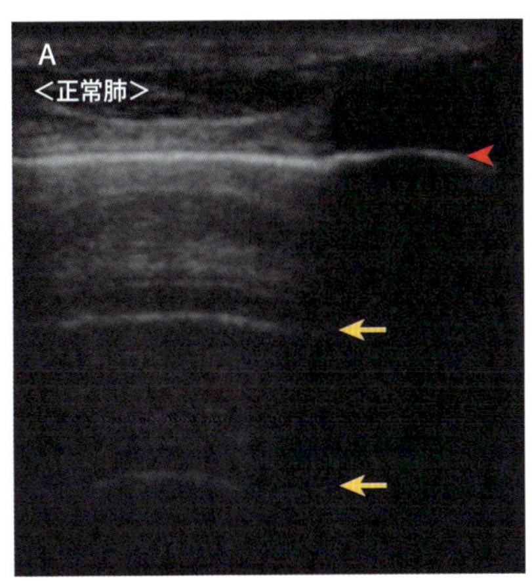

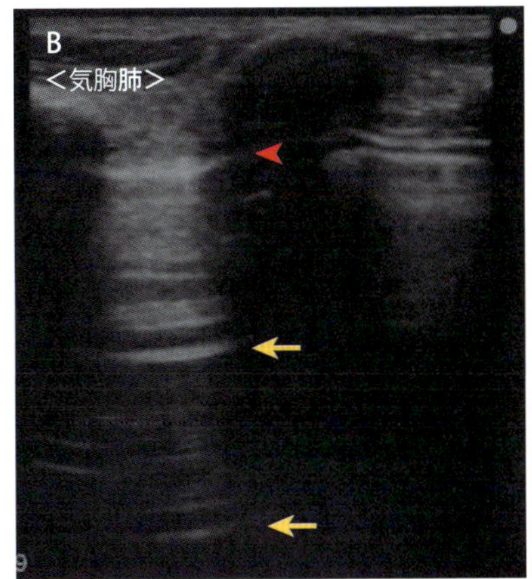

図4　Aライン
→がAライン（A）．Aラインは，胸膜面とプローブ面との**多重反射によって形成される横線**で，正体は“胸膜のくり返しアーチファクト”だ．気胸との鑑別は，LSやLPでの胸膜の動き，Mモードやカラードプラの適用により行う．気胸のAラインは強烈で（B），画面に動きがなく胸膜下の肺実質のちらつきも全く感じられない．一度見れば，「これが空気による反射なんだ」と感心することだろう．

1）Aライン（多重反射，図4）

胸膜と平行な線で，等間隔で続く横線．**気胸肺で特徴的だが**（図4B），**痩せている人の正常肺でもよくみられる**（図4A）．この所見の意味は，気胸を除外できれば，**肺胞自体は正常の可能性がある**ということだ．ただし，ここでいう“肺胞自体は正常”という意味は，肺胞に起因しない病態はありうるということ．つまり，気管支病変である**喘息**や**COPD**，血管病変である**肺塞栓**はAラインがあっても十分に考えられる．また，局所病変である**肺炎**も特定部位の検査だけでは否定しきれない．「正常っぽいが，ほかもある」と頭において，次のステップへ進もう．

Point ▶ Aライン

Aラインはdryな肺．正常肺かもしれないが，他病変もありうる（喘息・COPD，肺塞栓，肺炎）．

2) Bライン（図5）

胸膜からほぼ垂直に伸びる，**胸膜面から画面の端まで達する彗星の尾のようなアーチファクト**をBラインとよぶ（図5A）．lung slidingに呼応して左右に動く．成因は完全に明らかではないが，水分と気泡が共鳴して発生すると考えられている．水分を多く含有する肺によくみられ，肺水腫や心原性浮腫のような状態では

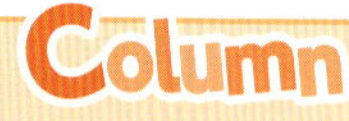

❖ 音響インピーダンスと音波の反射強度（表）

エコー画像は，エコー波が組織間の音響インピーダンス（音の抵抗値のこと．物質ごとの固有値）の違いによって反射する仕組みを利用して，画像を構成している．軟部組織や血液の音響インピーダンスはおよそ1.6 [kg/m²/s × 10⁶] 近辺であって，普段はこの小さな差を増幅することで，あの独特の白黒画像をつくり出している．ところが，空気の音響インピーダンスは軟部組織とはまさに桁違いに異なっており（約4,000分の1），エコー波は理論上99.9％反射することを意味する．つまり，**エコー波は空気を透過できない**のだ．これが，「空気の後ろは虚像」という理由だ．

表　各媒質に対する音響インピーダンス

媒質	音響インピーダンス [kg/m²/s × 10⁶]	水に対する反射率 [%]
空気	0.0004	99.9％
脂肪	1.38	0.3％
水	1.53	—
血液	1.61	0.1％
筋肉	1.70	0.3％
骨	7.80	45.2％

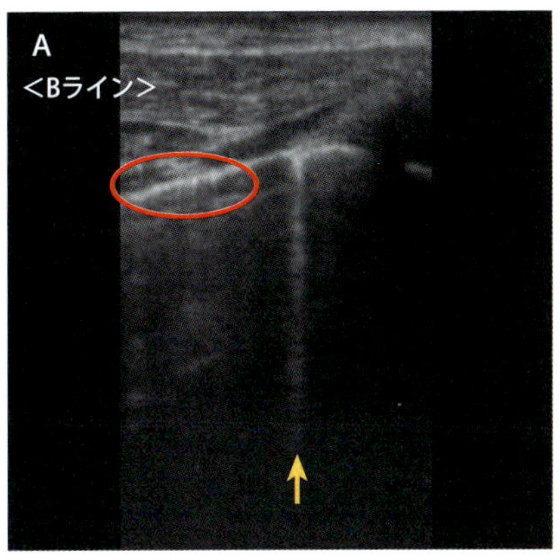

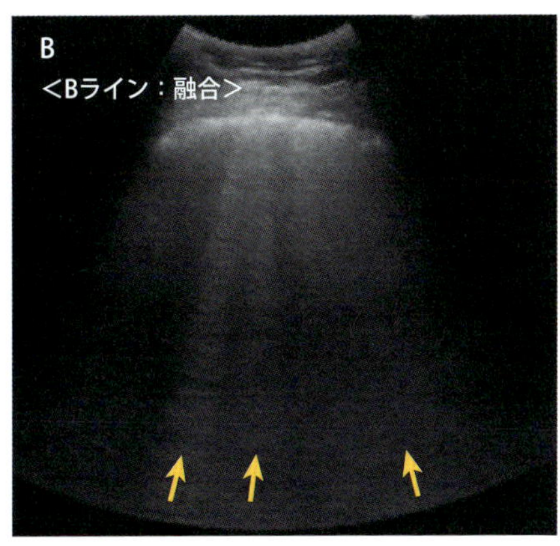

図5　Bライン
Bラインは胸膜に起始し，画面深部まで減衰しないで延びるのが特徴（→）．水分の多い肺でよくみられ，水が多くなるとBラインも増えて融合してくる（B）．ごく短いもの（A○）には病的意義はないが，Bラインが同一肋間に複数みられるときや融合しているときは病的な肺と考えて診断を進めていく．融合Bラインが見えたら，次のステップは心エコーで心不全の原因スクリーニングだ（Lesson6，Lesson19）．

特に多い．また，Bラインにはもう1つ重要な点がある．Bラインが見えるということは**“胸膜の下のアーチファクトが見える”＝“気胸はない”**ということだ．

Point ▶ Bライン
- Bラインは水分の多い肺を示唆する．Bラインの融合は水分の多い病的肺と考えていく．
- Bラインが見えたら，気胸は否定してよい．

3）C所見（図6）

C所見は，consolidationのCだ．日本語では固質化と訳される．炎症や線維化などで周辺組織との濃淡が生じ，画像上では白いコントラストとして表現される．肺炎や線維化などでみられる．ただし，病変部までに空気の存在がないことがエコーで見える必須条件だ．

4）胸水（図7）

壁側胸膜の下に水分が貯留した状態で，エコーでは黒く抜けて見える．簡単な所見ではあるが，胸水と血液とを画像所見だけから正確に見分けるのはエコーでは難しい．

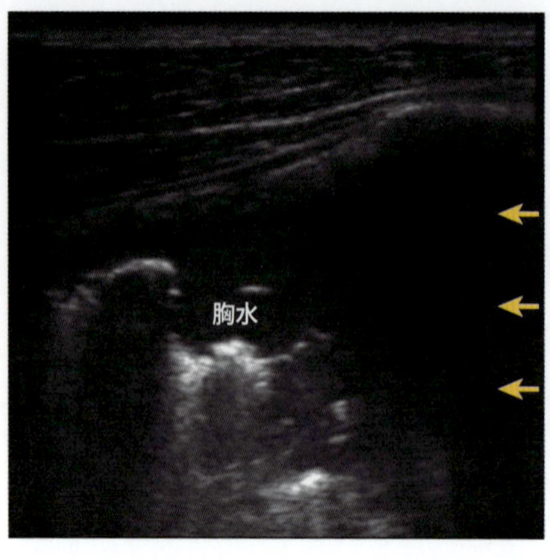

図6　C所見
中央付近の白いまだらの部分全体が固質化した肺（C所見）．胸水（固質化の上部の黒い部分）が音響窓となっているため，エコーで見ることができる．右側の黒い部分は肋骨の音響陰影（→）．

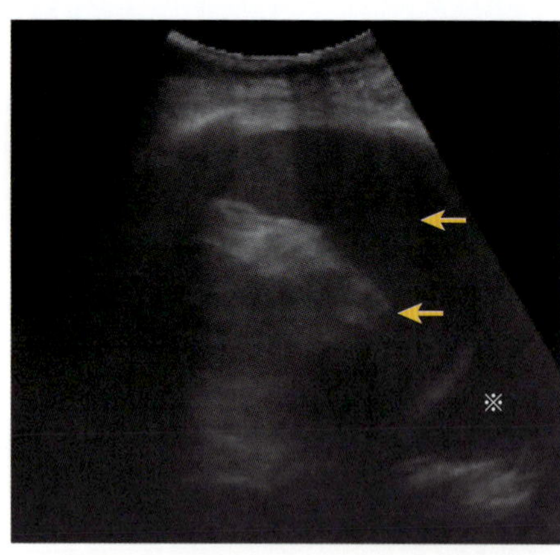

図7　胸水
胸壁の筋層の下に，黒く抜けて見えるのが胸水（→）．胸水の中の白いかたまりが無気肺となった肺実質だ（これもC所見）．なお，本患者では横隔膜を隔てて右下部に腹水も認める（※）．

5）皮下気腫（ダイヤモンドダスト，Eライン）（図8）

皮下に空気がところどころ貯留し，それがまだら状に分布し，白くキラキラしてみえる．**空気は超音波の透過を妨げる**ので，空気の後ろの画像はぼんやりとしたアーチファクトとなり，胸膜や肋骨すら見えなくなることもある．写真のように画面全体を占める場合，われわれは“ダイヤモンドダスト“と呼んでいるが，実際には1つ1つの細かいアーチファクトの集合した結果であり，おのおのはEラインと呼ばれることもある（Eはemphyzema）．Bラインとの違いは胸膜よりもプローブに近い軟部組織を起点としていることだ．

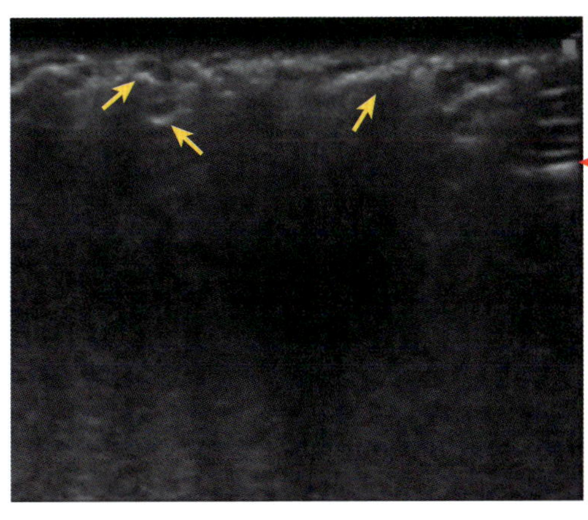

図8　皮下気腫
皮下の筋肉層内に空気が入り込んだ白い輝点があちこちにみられる（Eライン：→）．これが皮下気腫のエコー像だ．空気の後ろは，音響陰影となり後方の画像はほとんど見えない．画面上では実際の胸膜は右上の➤の部分である．

3 急性呼吸不全の病態判定

肺ABC（Aライン，Bライン，C所見）の各所見を利用して，急性呼吸不全の病態分類を試みた研究があり，BLUE（bedside lung ultrasound in emergency）プロトコールと呼ばれる[1]．肺の左右と背面にエコー（＋α）を実施し，その所見の組合わせから急性呼吸不全の病態をプロファイリングし，90％の判定感度を得たというものだ．BLUEプロトコールは今後の追試・検証が必要とされているが，呼吸不全診断にあたり参考になる点は非常に多い．詳細はやや複雑なので概略を見てみよう．

【急性呼吸不全の病態判定[1]】

① 両側Aライン
　LSなければ気胸
　LSあり，背側に胸水やconsolidationなければ喘息，COPD
　LSあり，背側に胸水やconsolidationあれば肺炎
② 両側Bライン　肺水腫
③ 両側でA/Bライン混在かC所見　肺炎

Point ▶ 肺エコーのABC

・急性の病態では，肺エコーで大まかな見通しを素早くつかむ！
　～肺は，（A）正常か気胸かその他か？，（B）水分はあるか？，（C）固質化はどうか？を見るべし～

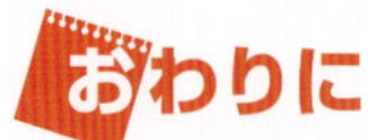

おわりに

肺エコー所見のみからの正確な病態プロファイリングは難しいが，急性呼吸不全の大まかな病態判別は，今まで見てきた所見からある程度可能である．呼吸関連の救急は，ともすると生死を分ける最緊急の状況になりうる．肺エコーで素早い病態判定を行い，その後にすべき必要な処置や検査へとつなげていこう．

文　献

1） Lichtenstein, D. A. & Mezière, G. A.：Relevance of lung ultrasound in the diagnosis of acute respiratory failure "the BLUE protocol". Chest, 134：117-125, 2008

アドバンス編

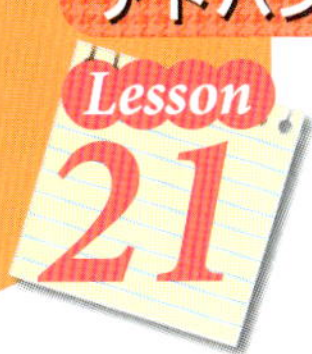

エコーテクニックのさらなる応用！
～でも過信は禁物

鈴木昭広

① 数あるエコーテクニックを組み合わせて臨床に応用しよう
② 描出に慣れてきたらノボロジーとアーチファクトをおさえておこう
③ 超音波の過信は禁物！ 身体所見と照らし合わせることを忘れない！

はじめに

これまでAirway（気道，胃），Breathing（肺），Circulation〔心エコー，DVT（deep vein thrombosis：深部静脈血栓症）〕とDysfunction of central nerve system〔中枢神経系（眼球エコー）〕の評価など生命維持に直結するABCDに関連した，上級医師も知らない“あたらしい超音波の使い方”にふれてきた．また急性腹症や骨折など，救急外来で所見が見つかればラッキーなお手軽超音波描出法について紹介してきた．すべてのテクニックを縦横無尽に駆使できるようになれば，皆さんの救急外来での活躍度も大幅に向上すること間違いなしだ．今回はエコーテクニックの組み合わせ例を紹介するとともに，エコー依存症だった筆者が陥った過去の事例を紹介しておきたい．

症例1 62歳，男性． 夕食後，トイレで排便した際に胸部の痛みを自覚し，冷や汗が出てきたため家族に伴われて来院．血圧160/80 mmHg，心拍数106/分，SpO_2 97％，呼吸数25/分．来院時，まだ胸の痛みが続いているという．看護師によるトリアージレベルは赤，緊急対応の適応だ．

“冷や汗を伴う胸痛”，いかにも危険なニオイがプンプンする．通常はバイタルサインをとり，静脈確保と採血を行い，その後心電図，ポータブルX線などの診療を進めることになるが，エコーでは迅速に情報を得ることができる．まずは緊急対応を要する危険な胸痛随伴疾患の可能性がないか，**4 killer chest pains＋α（緊張性気胸，急性冠症候群，急性肺塞栓，急性大動脈解離の4つに加え，＋α**

は食道破裂）の検索を行いたいところだ．

> **memo エコーでチェックすべき4 killer chest pains＋α**
> ① 緊張性気胸　② 急性冠症候群　③ 急性肺塞栓　④ 急性大動脈解離
> ＋α 食道破裂

1 プローブの選択はどうする？ プローブはどこからあてる？

集学的にエコーで観察する場合，どのプローブを選ぶかは施設や使用するエコー器のセッティングによりさまざまと思われる．症例1のような胸痛ではセクタ型でかなりの部分をカバーできる．今回はセクタ型プローブで診察をはじめてみることにしよう．ひとくちメモの①～④，＋αを順にみていく．

1）緊張性気胸

緊張性気胸は基本的にX線に頼らず，身体所見で呼吸と循環の障害を見出し，皮下気腫，頸静脈怒張や気管偏位，打診上の鼓音などで気胸と判断したら直ちに脱気ドレナージを行うべき，というのが現在の外傷初療のスタンダードだ．それでも，エコーがすぐに使用できるのであれば情報が増えるし，lung pointなどが見出せれば確定診断に至れる．逆に両側第2肋間正中あたりまたは仰臥位で最も高い胸壁部分（Lesson18）で胸膜のslidingを確認できれば，少なくともmassiveな気胸は迅速に否定することが可能だ．**セクタ型プローブでは深度を浅く（～5 cm）設定して胸膜部分を拡大して観察**しよう．

2）急性冠症候群

急性冠症候群ではLesson6紹介した“ざっくり心エコー”の出番となる．傍胸骨左縁の短軸像で壁運動を見てみよう．壁厚の増大と内方移動の様子から，冠動脈領域に応じた異常がないかを判断できる．ただし，過去に心筋梗塞の既往がある人では以前のエコー結果との照らし合わせが重要だ．もちろん，1断面だけで判断せず，長軸像，あるいはウインドウを変えて心窩部や心尖部からも評価してみよう．**救急外来では患者の多くは仰臥位であり，多方向からスタッフが同時進行で処置を行うため，患者の体位を変えることよりも，見えるビューを探すことが大事**である．

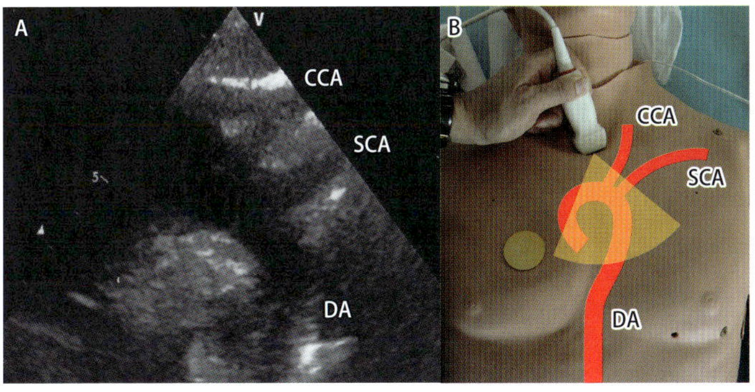

図1　大動脈弓の観察

大動脈弓は胸骨切痕から左下肢の方向にプローブをあてると見えることがある．血管の拡張像やフラップなどが観察できれば，と筆者も積極的に挑戦しているが，なかなか貴重な画像にお目にかかれていない（残念ながらAでも見えていない）．CCA：common carotid artery（総頸動脈），SCA：subclavian artery（鎖骨下動脈），DA：descending aorta（下行大動脈）．

3）急性肺塞栓

上記**1**），**2**）を調べる過程で気胸が否定でき，右心系の拡大と左室の圧排像など，右室負荷所見が得られれば肺塞栓を絞り込むことができる．重症の肺塞栓ではおそらく低酸素血症とショックを呈することになる．

4）急性大動脈解離

解離の診断はCTが有用だが，胸痛患者を全員造影CT検査送りにするわけにもいかない．超音波で所見が見つかれば儲けものと考えよう．Stanford A型かB型かを意識してプローブをあててみよう．**2**）で心臓をスクリーニングする際に，心タンポナーデの有無は一緒に確認できる．心タンポナーデがあればStanford A型を強く疑えるが，なくても否定はできない．傍胸骨左縁，心窩部や心尖部5腔像で大動脈流出路をよく見てみよう（Lesson18参照）．ただし，胸壁エコーでの判断はかなり難しい．あわせて，カラードプラで大動脈弁逆流の有無と，左胸腔に液貯留がないかを確認する．

心臓の基本描出に慣れた人は，ぜひ**胸骨切痕からの大動脈弓描出**をマスターしておいてほしい（図1）．ただし，この部位は気管があり強く圧迫すると苦しいのでゼリーを多めに使用し，愛護的に検査しよう！ 描出困難な場合，無理は禁物だ．

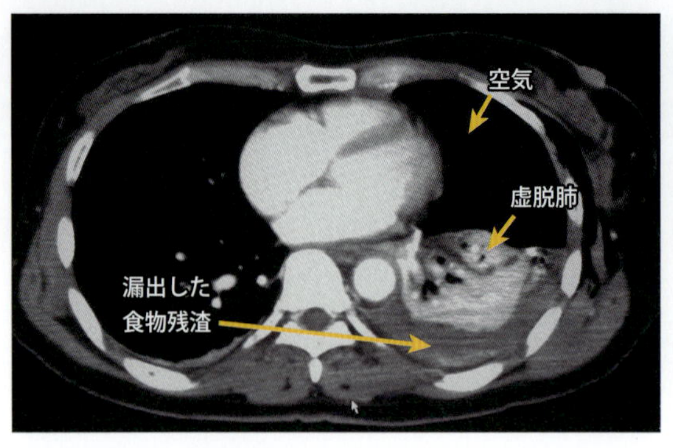

図2　特発性食道破裂のCT像
胸水に対してドレーン留置したが吸引物の性状が異常だったため当院に紹介され手術となった事例．残念ながら術前の超音波を実施できなかったが，賢明な読者の方なら空気と液体の境界面，虚脱した肺，気体を含む残渣がおりなす超音波所見を想像できることだろう．

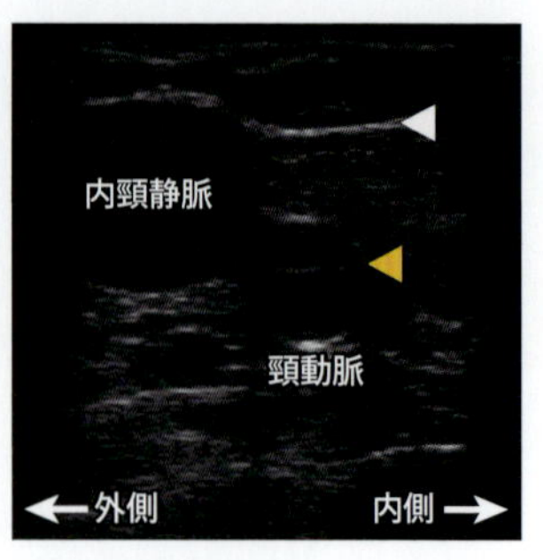

図3　頸動脈まで及ぶ解離！？
頸部動静脈の横断像．頸動脈の内部に解離のフラップとおぼしき線状の高輝度陰影（◀）を認める．実は，これはその浅層にある高輝度の中頸筋膜（◁）が強反射体として作用して生じた多重反射アーチファクトである．観察を続ける際にフラップ像が血管外にまで及ぶ瞬間があり，おかしいと気づいた事例だ．

5）＋α：食道破裂

食道破裂は**4**）で左胸腔を観察する際に，異常な貯留物がないかを判断する．血胸や胸水と異なり，空気や食物残渣を含む内容が貯留することが多く，高輝度，低輝度が混ざり合う見慣れない所見を呈する．胃が胸腔内にせり出している場合もあり，貯留物のたまりが横隔膜の頭側にあるのか，足側（腹腔）なのかをしっかり見極める必要がある（図2）．

2 頸動脈，腹部大動脈もチェックしよう

4 killer chest pains＋αのチェックが終わったらここで，必要ならプローブを変更して大動脈解離の検索を追加しておこう．腹部大動脈は心窩部で下大静脈を観察した後，プローブを患者の左側へ平行移動して観察できる（Lesson18参照）．プローブはセクタ型よりコンベックス型の方が見やすい．また，頸動脈はセクタ型で観察した場合，深度を浅くしても画像が荒くなるため描出が困難であるので，やはりリニア型プローブを使用したいところだ．さて，頸動脈を観察すると，何やら解離のような所見（図3▶）が得られたぞ！？

3 だからノボロジーやアーチファクトが重要！

図3からは，1つの断面で診断を下すことの危険性がわかる．短軸像でフラップ様所見が得られた場合，そこで即断せずに長軸での観察を試み，やはり血管内にフラップがあることを確認しよう．一断面でしか見えない所見は虚像の可能性が高くなる．また，カラードプラを使用して血流を判断するなども診断の参考になる．適切な画像を描出するための設定調節（ノボロジー）や，アーチファクト・ピットフォールの知識は，エコーに慣れるほどその重要性を痛感するようになる．誤った診断を下さないためにも，適切な画像が出せるようになるまでに一度は成書などで基本をおさらいしておく必要があるといえるだろう．

筆者のオススメは機器メーカーの提供する無料のインターネット講座[1)]だ．

今回の症例は，心電図も採血上もエコー上も異常がなく，救急外来で経過をみている間に症状は改善傾向となり，Vancouver rule に則って2時間後まで経過を追ったが，問題となる所見もなく帰宅となった．

症例 2 93歳，男性．施設通所中．最近施設で突然気を失うことが頻回にあり，失神の精査目的で当院来院．外来待合室で気を失い，スタットコール要請となる．救急外来で収縮期血圧86/48 mmHg，心拍数65/分，SpO_2 85％．意識レベルJCS 3．本人は「なんともない」とくり返す．心電図は二束ブロック（右脚ブロック＋軸偏位）．高血圧に対してCa拮抗薬，詳細不明だがβ遮断薬も内服中とのこと．既往に大腸がん手術歴あり．

4 ハイリスク失神患者の心スクリーニング＋α

失神に加え，低血圧，低酸素血症を伴う高齢者．San Francisco syncope rule（CHESS score）では心電図異常と収縮期血圧の2項目が，OESIL risk score（OESIL：osservatorio epidemiologico sulla sincope nel lazio）でも年齢＞65歳，心電図異常の2項目が当てはまり，**日本の失神ガイドライン**上でも，年齢・バイタル・心電図異常・医師が感じる重症感の4項目から，高リスクと判断できる．心原性失神の検索は必須だ．症例1で述べたエコースクリーニングに加えて，拡張型・肥大型心筋症様の所見がないか，大動脈弁狭窄を含めた弁膜症の所見をカラードプラも併用して「見た目」でざっと判断し，肺エコーでB lineを認めるようなwet lungではなさそうなこと，胃エコーで内容物の貯留（上部消化管出血の可能性）を認めていないことなどをチェックした．

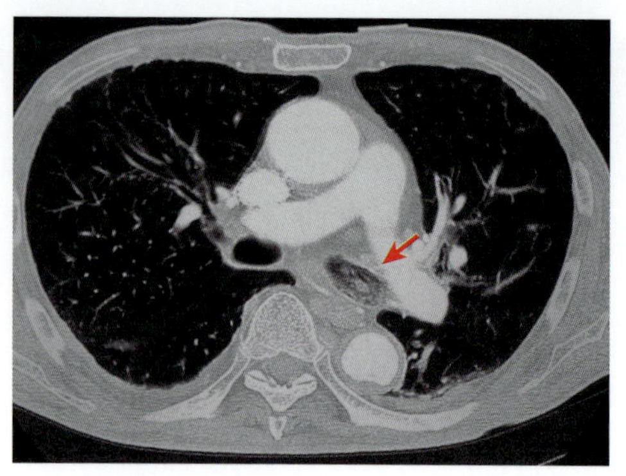

図4　左気管支を閉塞する喀痰（→）
93歳の高齢者に採血，超音波，造影CTまでの医療資源を注ぎ込んだ結末が“痰づまり”.
医療費負担の社会的背景を考えると筆者が胸痛を感じてしまったとともに，エコーを過信しすぎた自分への戒めとなった事例.

5 衝撃の結末

心エコーでは，右房の中ほどに至る中等度の三尖弁逆流ジェットを認めたほかには明らかな異常はなかった．下肢静脈のcompression ultrasound（圧迫法）も正常であった．しかし，酸素投与を行っても91％までしか改善しないSpO_2と低血圧の原因として，最後まで肺塞栓の可能性を否定できず（D-dimer 1.9 μg/mL），造影CTを行った．造影CT撮影を終え，画像を眺める放射線科医から衝撃の一言が．「詰まっているのは肺動脈じゃなくて，気管支の方ですな～」（図4）.

6 超音波を過信しすぎるな！

この患者は失神の精査のために入院となったが，ベテランナースによる喀痰吸引の後，SpO_2はすみやかに回復した．Holter心電図検査が行われたが，失神になりうるような不整脈はなかった．低血圧は降圧薬の効きすぎが原因と考えられ，内服薬の調整に伴い意識を失う発作はなくなった．この事例で痛感したのは，当時の自分が超音波に固執し，超音波を過信しすぎていたのではないか，ということだ．聴診器1つで，肺のエア入りに左右差があることを見抜けたのではないか？ という思いが強く残る．超音波はわれわれの診療にとても役に立つ便利なツールではあるが，従来から行われている診察が超音波にすべて置き換えられるわけではない．**患者からとれる情報を大事にして総合的な判断を行う1つの道具に過ぎない**のである．超音波が使えるようになると，それだけで診療は楽しくなる．しかし，**エコー画面を見つめて所見観察に集中するあまり，患者の状態変化に気づくのが遅れる，などということは厳に慎もう．**

おわりに

外から見えない体内の様子を観察できる超音波．はじめは思った通りの画像が出せただけで満足できていても，数をこなすにつれてその限界や所見解釈の難しさがわかるようになってくる．プローブを「あてること」「見ること」ができても，診断を下すためには可能性のある病態を幅広く想定する力と，得られたエコー所見との照らし合わせという自分の頭のなかの思考過程が重要で，勉強するほどに超音波の奥深い魅力に気づかされる．「百聞は一見にしかず」「seeing is believing」を具現化してくれるエコーは医師の武器である．

文　献

1）Dr. SONOの公開講座「超音波の基礎」．第4章　アーチファクト：
http://www.toshiba-medical.co.jp/tmd/library/lecture/
↑超音波の原理などをアニメーションを使って非常にわかりやすく解説しており，必見．

付録 エコーお役立ちサイト情報

動画も活用しよう！

エコーに関連する知識は文字や静止画の情報だけではなく動画などを利用すると理解が深まることもある．この付録では，エコーを学ぶ人に役立つと考えられるインターネットサイトなどを紹介する．

◆ あてて見るだけ！かんたん救急エコー塾

https://www.yodosha.o.jp/rnote/echo_juku/index.html

▶「レジデントノート」誌で連載した「あてて見るだけ！かんたん救急エコー塾」の内容にあわせて，本書の編集者すーさんが制作した動画集．レジデントノートホームページにて公開されている

◆ ProjectQQB.com

http://www.projectqqb.com/

▶ 本書の編集者すーさんの作っているホームページ．追加のエコー動画などが閲覧可能

◆ Dr. SONOの公開講座

http://www.toshiba-medical.co.jp/tmd/library/lecture/

▶ 超音波の原理やアーチファクトなどについてアニメーションを使ってわかりやすく解説してくれるサイト．講義１コマは２，３分で閲覧できるほどコンパクトで，項目別にまとめられ，シリーズすべてで50回を超えるほど充実している．第４章のアーチファクトシリーズは必見

◆ Sonosite website E-learning

http://www.sonosite.com/education/learning-center

▶ エコー機器製造販売会社のE-learningサイト．大腿動脈穿刺だけでなくさまざまな手技や症例が満載．iPhoneアプリもダウンロードできる

◆ 超音波検査法セミナー

http://www.us-kensahou-seminar.net/

▶ エコー機器製造販売会社制作のインターネットページ．基本的な描出法，断層像がわかりやすく学べる

◆ SonoSpot：Topics in Bedside Ultrasound

http://sonospot.wordpress.com/

▶ 本書で紹介しているようなエコーのケースや動画，記事が読めるサイト

◆ 初歩から始める超音波検査室

http://www.usussus.sakura.ne.jp/index.html

▶ 診療放射線技師さんが作っているサイトだけあって，腹部エコーを中心に正常の解剖や実際の画像などを提示し解説されている

◆ FATEプロトコールのサイト

http://www.fate-protocol.com/

▶ FATE protocolを考えたデンマークのDr. Slothのサイト．FATE protocolをまとめたFATEカードのダウンロードができる（iPad/iPhone用のアプリはapp store経由でもダウンロード可能）

◆ USabcd

http://usabcd.org/

▶ FATEやその他のpoint of care ultrasoundの各種学習コースを運営するサイト

◆ WINFOCUS

http://www.winfocus.org/home

▶ 超音波によるFAST ABCDEプロトコールを用いて緊急疾患の簡易診断や対処を世界的に広げようとしているサイト

◆ WINFOCUS channel

http://www.youtube.com/user/winfocus4all/featured

▶ FAST ABCDEに関連する短いエコー動画が視聴できる

◆ USUSUS超音波検査入門

http://www.geocities.co.jp/Beautycare-Venus/5572/

▶ 臓器の解剖や検査時のポイントなどを解説している．疾患のエコー像も解説している

◆ はじめての超音波検査！

http://us-ism.com/index.html

▶ 実際の症例の画像を提示して解説したサイト

◆ Ultrasound cases.info

http://www.ultrasoundcases.info

▶ 英語だが，実際の症例の画像が多数紹介されている

◆ Ultrasound Guide for Emergency Physicians-Billiary Ultrasound

http://www.sonoguide.com/biliary.html

▶ 英語だが，基本的な胆嚢のエコー走査から所見の解説が動画で掲載されている

◆ チェサピーク大学作成 femoral Artline Insertion

https://www.youtube.com/watch?v=0kjG1GYDFok&list=PLbF_FpVnC8ylCPzjoxU7YYaLg2XOHes1c&index=113

▶ 最近はYou tubeで探せば，なんでも見ることができて便利だ．このビデオは12分と長いが，準備・エコー画像・そして手技にわたるまで丁寧に作成されている．一見することをお薦めする．

◆ USRA

http://www.usra.ca

▶ 局所麻酔のためのエコーの使い方を解説したサイト．Virtual Spineでは3Dモデルとエコー画像を同時に見られる

※ 本稿に掲載しているインターネットサイトのURLは2014年1月時点で確認したものです．またQRコードは羊土社にて作製したものです．

INDEX 索引

数字

記号

欧文

A

B～C

E～G

H～M

O～S

T～W

和 文

あ行

か行

さ行

た行

な行

は行

ま行

ら行

執筆者一覧

■編者

鈴木昭広　　旭川医科大学麻酔・蘇生学講座／救命センター

■執筆者（掲載順）

鈴木昭広　　旭川医科大学麻酔・蘇生学講座／救命センター

稲垣泰好　　旭川医科大学救急医学講座

松島久雄　　獨協医科大学救急医学講座

徳嶺譲芳　　千葉メディカルセンター麻酔科

田中博志　　旭川医科大学麻酔・蘇生学講座

豊田浩作　　湘南鎌倉総合病院麻酔科

長谷部拓夢　旭川医科大学消化器・血液腫瘍制御内科

野津　司　　旭川医科大学地域医療教育学

下出典子　　兵庫医科大学病院手術センター

岩永　航　　市立札幌病院救命救急センター

野崎浩司　　北海道医療センター救急科

室内健志　　札幌医科大学医学部麻酔科学講座

あてて見るだけ！劇的！救急エコー塾

ABCDの評価から骨折、軟部組織まで、ちょこっとあてるだけで役立つ手技のコツ

2014年 3月 5日 第1刷発行
2021年 8月20日 第7刷発行

編　集　鈴木昭広
発行人　一戸裕子
発行所　株式会社　羊　土　社
〒101-0052
東京都千代田区神田小川町2-5-1
TEL　03（5282）1211
FAX　03（5282）1212
E-mail　eigyo@yodosha.co.jp
URL　www.yodosha.co.jp/
装　幀　ペドロ山下
印刷所　株式会社平河工業社

ISBN978-4-7581-1747-0

プライマリケアと救急を中心とした総合誌

レジデントノート

□ **年間定期購読料**（国内送料サービス）

- 通常号（月刊）：定価（本体24,000円＋税）
- 通常号（月刊）＋WEB版（月刊）：定価（本体27,600円＋税）
- 通常号（月刊）＋増刊：定価（本体52,200円＋税）
- 通常号（月刊）＋WEB版（月刊）＋増刊：定価（本体55,800円＋税）

医療現場での実践に役立つ 研修医のための必読誌！

レジデントノート は，
研修医・指導医にもっとも
読まれている研修医のための雑誌です

研修医指導にも ご活用ください

月刊　毎月1日発行　B5判　定価 2,200円（本体 2,000円＋税10%）

特徴

① 医師となって最初に必要となる“基本”や“困ること”をとりあげ，ていねいに解説！

② 画像診断，手技，薬の使い方など，すぐに使える内容！ 日常の疑問を解決できます

③ 先輩の経験や進路選択に役立つ情報も読める！

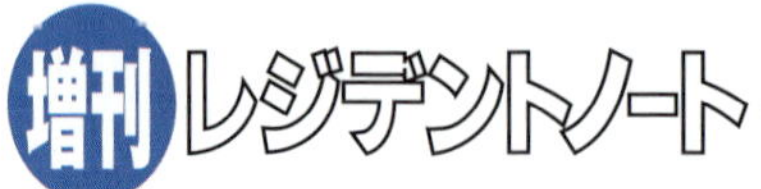

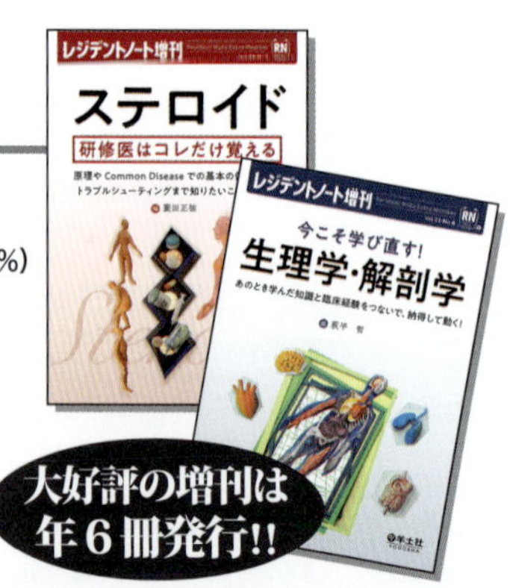

増刊　年6冊発行　B5判　定価 5,170円（本体 4,700円＋税10%）

月刊レジデントノートの わかりやすさで，1つのテーマを より広く，より深く解説！

発行 羊土社 YODOSHA

〒101-0052 東京都千代田区神田小川町2-5-1　TEL 03(5282)1211　FAX 03(5282)1212
E-mail：eigyo@yodosha.co.jp
URL：www.yodosha.co.jp/

ご注文は最寄りの書店，または小社営業部まで